Sin Gluten Fácil.

120 Recetas de Comida Sin Gluten.

Índice.

Contenido

Sin Gluten Fácil. 0

150 Recetas de Comida Sin Gluten. 0

Índice...1

Pan, Galletas y Muffins...7

1. Galletas de Avena sin Gluten:...7

2. Galletas de Avena y Plátano sin Gluten: 8

3. Brownies de Frijoles Negros sin Gluten: 9

Ingredientes:...9

4. Muffins de Arándanos sin Gluten: 10

5. Budín de Calabacín y Chocolate sin Gluten:...11

6. Muffins de Calabacín y Queso sin Gluten: 12

7. Panqueques de Batata sin Gluten: 12

8. Tarta de Manzana sin Gluten:...13

9. Mousse de Chocolate con Aguacate:..14

10. Mousse de Mango sin Gluten: 15

11. Pastel de Zanahoria sin Gluten:..15

12. Tortitas de Plátano y Avena sin Gluten: 16

13. Budín de Plátano y Chocolate sin Gluten:...16

14. Galletas de Avena y Plátano:...17

15. Galletas de Avena y Pasas sin Gluten: 18

16. Pan de Plátano y Nuez sin Gluten: 19

17. Pan de Plátano sin Gluten: 19

18. Pan de Plátano y Almendra sin Gluten: 20

19. Pudín de Pan y Mantequilla sin Gluten: 21

20. Muffins de Calabaza y Canela sin Gluten: 22

21. Galletas de Almendra y Coco sin Gluten:..23

22. Galletas de Almendra y Chocolate:..24

23. Pudín de Chía con Frutas: 24

24. Muffins de Espinacas y Queso Feta:..25

25. Pastel de Chocolate y Almendras sin Gluten: 26

26. Bolitas Energéticas de Almendra y Coco: 27

27. Muffins de Manzana y Canela sin Gluten:...27

28. Pan sin Gluten: 28

Sopas, Cremas y Caldos. 29

29. Sopa de Tomate y Albahaca con Albóndigas de Pavo:...................................29

30. Espaguetis de Calabacín con Pesto de Aguacate:...30

31. Pasta de Calabacín con Pesto sin Gluten: 31

32. Sopa de Lentejas sin Gluten: 31

33. Sopa de Tomate y Albahaca sin Gluten: 32

34. Sopa de Judías Verdes y Almendras: 33

35. Sopa de Tomate Asado sin Gluten: 34

36. Sopa de Calabaza y Jengibre: 35

37. Sopa de Espárragos y Coco sin Gluten: 36

38. Sopa de Calabaza y Jengibre sin Gluten: 36

39. Sopa de Guisantes y Menta:...37

40. Sopa de Champiñones y Tofu:...38

41. Sopa de Tomate y Albahaca con Calabacines Espiralizados: 39

42. Sopa de Calabaza Asada: 40

Ensaladas. 41

43. Ensalada de Quinoa sin Gluten: 41

44. Ensalada de Garbanzos y Aguacate:..41

45. Ensalada de Garbanzos con Pimiento y Pepino: 42

46. Ensalada de Quinoa con Mango y Aguacate: 43

47. Ensalada de Quinoa con Aguacate y Frijoles Negros: 44

48. Ensalada de Quinoa y Aguacate:...44

49. Ensalada de Quinoa con Tomate y Aguacate: 45

50. Ensalada de Garbanzos y Pepino:...46

51. Ensalada de Garbanzos y Aguacate:..47

52. Ensalada de Col Rizada con Granada y Nueces: 47

53. Ensalada de Remolacha y Quinoa:...48

54. Ensalada de Quinoa con Vegetales Asados: 49

55. Ensalada de Camarones y Aguacate:...50

56. Ensalada de Pollo con Arándanos y Nueces:...50

57. Ensalada de Quinoa con Tomates Asados: 51

59. Ensalada de Quinoa con Brócoli y Queso Feta:...52

60. Ensalada de Quinoa con Espárragos y Tomates Secos:...............................53

61. Ensalada de Quinoa con Fresas y Aguacate: 54

62. Ensalada de Patata con Alioli de Aguacate:...55

63. Ensalada de Garbanzos con Tomate y Pepino: 55

64. Ensalada de Pollo con Manzana y Nuez:..56

Platos Fuertes. 57

65. Pollo a la Parrilla con Marinada de Mostaza y Miel: 57

66. Tortitas de Coliflor:...58

67. Pescado al Horno con Costra de Almendras: 58

68. Wraps de Lechuga con Pollo y Aguacate:..59

69. Tacos de Pescado con Salsa de Aguacate: 60

70. Pizza de Coliflor sin Gluten: 61

71. Rollos de Verano sin Gluten: 61

72. Pimientos Rellenos de Quinoa y Vegetales:...62

73. Pollo a la Mostaza y Miel al Horno: 63

74. Curry de Lentejas y Vegetales: 64

75. Stir Fry de Tofu y Vegetales:..65

76. Sushi de Quinoa sin Gluten: 66

77. Rollitos de Canela sin Gluten: 66

78. Tacos de Pollo con Salsa de Mango: 67

79. Risotto de Champiñones sin Gluten: 68

80. Tacos de Lechuga con Pollo y Salsa de Aguacate: 69

81. Pollo al Horno con Limón y Romero: 70

82. Pimientos Rellenos de Quinoa y Champiñones: 70

83. Tostadas de Aguacate con Huevo: 71

84. Pollo al Curry con Leche de Coco: 72

85. Crepes de Harina de Coco: 73

86. Albóndigas de Pavo y Quinoa: 73

87. Tarta de Limón y Coco sin Gluten: 74

88. Pimientos Rellenos de Arroz y Verduras: 75

89. Rollitos de Primavera con Salsa de Maní sin Gluten: 76

90. Tarta de Espinacas y Ricotta sin Gluten: 77

91. Rollitos de Primavera de Arroz: 78

92. Frittata de Espárragos y Queso de Cabra: 78

93. Tacos de Lechuga con Relleno de Pollo: 79

94. Curry de Garbanzos y Espinacas: 80

95. Tostadas de Aguacate con Huevo Poche: 80

96. Alitas de Pollo Asadas con Sésamo: 81

97. Pastel de Pollo y Verduras sin Gluten: 82

98. Pimientos Rellenos de Camarones y Quinoa: 82

99. Tofu a la Parrilla con Marinada de Limón y Hierbas: 83

100. Albóndigas de Pavo y Calabacín: 84

101. Pechugas de Pollo con Salsa de Mango: 85

102. Espaguetis de Calabacín con Pesto de Albahaca. 85

103. Mini Quiches de Espinacas y Champiñones: 86

104. Tazón de Burrito sin Gluten: 87

105. Frittata de Champiñones y Espinacas:..88

106. Albóndigas de Pollo y Calabacín al Horno: 88

107. Pescado a la Parrilla con Salsa de Mango: 89

108. Curry de Pollo y Coco: 90

109. Barritas Energéticas de Frutas y Frutos Secos: 91

110. Tacos de Lechuga con Pollo y Salsa de Mango:.......................................91

111. Tacos de Pollo con Salsa de Aguacate:...92

113. Pizza de Pollo y Pesto sin Gluten: 93

114. Rollitos de Primavera sin Gluten: 93

115. Tacos de Lechuga con Rellenos de Pescado: 94

116. Pizza de Pollo a la Parrilla y Vegetales: 95

117. Tacos de Pollo con Salsa de Mango:..95

118. Hamburguesas de Pavo y Espinacas:..96

119. Tacos de Lechuga con Pollo y Mango: 97

120. Calabacines Rellenos de Quinoa y Champiñones:...................................97

121. Rollitos de Pollo con Espárragos y Queso: 98

122. Pizza de Pollo sin Gluten: 99

123. Quiche de Espinacas y Champiñones sin Gluten:..................................100

124. Pasta de Lentejas Rojas con Salsa de Tomate:......................................100

Introducción.

La comida sin gluten es aquella que no contiene gluten, una proteína presente en el trigo, la cebada, el centeno y sus derivados. El gluten es responsable de la elasticidad de la masa y a menudo se encuentra en muchos productos horneados y alimentos procesados. La necesidad de una dieta sin gluten es común en personas con enfermedad celíaca, sensibilidad al gluten no celíaca o alergia al trigo.

Ingredientes que se pueden consumir en una dieta sin gluten:

- Harinas sin gluten: Harina de almendra, harina de coco, harina de arroz, harina de maíz, harina de quinoa, harina de garbanzo y harina de patata son opciones sin gluten.
- Carnes y pescados frescos: Carnes y pescados naturales no procesados no contienen gluten.
- Frutas y verduras frescas: Todas las frutas y verduras son naturalmente sin gluten.
- Huevos: Los huevos no contienen gluten y son una excelente fuente de proteínas.
- Productos lácteos no procesados: Leche, queso, yogur y otros productos lácteos puros no contienen gluten. Sin embargo, algunas personas con sensibilidad al gluten también pueden tener intolerancia a la lactosa, así que es importante considerar esto.
- Frutos secos y semillas: Nueces, almendras, semillas de girasol, semillas de chía, entre otros, son opciones seguras.
- Legumbres: Frijoles, lentejas y guisantes son naturalmente sin gluten.

¿Por qué la comida sin gluten es considerada saludable?

- Digestión más fácil: Para las personas con enfermedad celíaca o sensibilidad al gluten, eliminar el gluten de la dieta puede aliviar problemas digestivos y promover una mejor absorción de nutrientes.
- Mayor variedad de alimentos frescos: Al seguir una dieta sin gluten, es probable que aumentes tu consumo de frutas, verduras, carnes magras y otros alimentos frescos y no procesados.
- Reducción de alimentos procesados: Muchos alimentos procesados contienen gluten, y seguir una dieta sin gluten a menudo conduce a una reducción en el consumo de alimentos altos en calorías vacías y bajos en nutrientes.
- Promoción de la salud intestinal: Al eliminar el gluten, algunas personas experimentan mejoras en la salud intestinal, lo que puede beneficiar la función del sistema inmunológico y la absorción de nutrientes.

Es importante destacar que, si no tienes sensibilidad al gluten o enfermedad celíaca, no hay evidencia de que una dieta sin gluten proporcione beneficios adicionales para la salud. Además, es crucial consultar a un profesional de la salud antes de realizar cambios significativos en la dieta para asegurarte de obtener todos los nutrientes necesarios.

Pan, Galletas y Muffins.

1. Galletas de Avena sin Gluten:

Ingredientes:

- 2 tazas de avena sin gluten
- 1/2 taza de azúcar morena
- 1/2 taza de mantequilla derretida
- 1 huevo

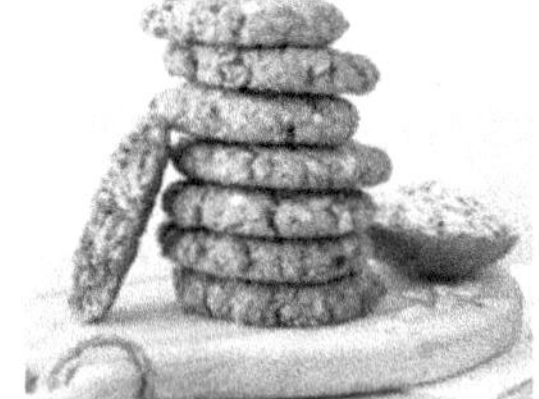

- 1 cucharadita de extracto de vainilla
- 1/2 cucharadita de bicarbonato de sodio
- Una pizca de sal
- 1/2 taza de chispas de chocolate (opcional)

Instrucciones:

Precalienta el horno a 180°C y forra una bandeja para hornear con papel pergamino.

En un tazón, mezcla la avena, el azúcar moreno, la mantequilla derretida, el huevo, la vainilla, el bicarbonato de sodio y la sal.

Si lo deseas, agrega las chispas de chocolate y mezcla bien.

Forma pequeñas bolas con la masa y colócalas en la bandeja para hornear, aplánalas ligeramente.

Hornea durante 10-12 minutos o hasta que los bordes estén dorados. Deja enfriar antes de servir.

2. Galletas de Avena y Plátano sin Gluten:

Ingredientes:

- 2 plátanos maduros, machacados
- 1 taza de avena sin gluten
- 1/4 taza de pasas o arándanos secos
- 1/4 taza de nueces picadas (opcional)
- 1 cucharadita de canela

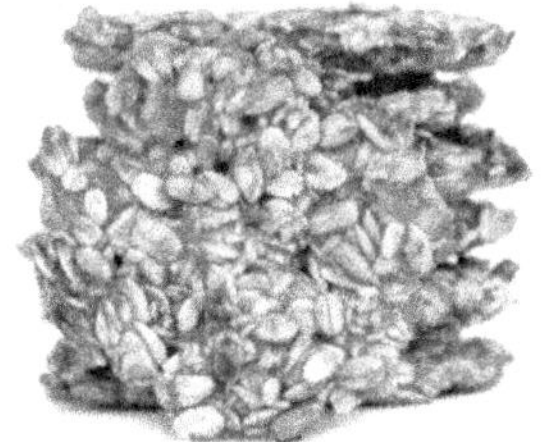

- 1 cucharadita de extracto de
vainilla

Instrucciones:

Precalienta el horno a 180°C y forra una bandeja para hornear con papel pergamino.
En un tazón, mezcla los plátanos machacados, avena, pasas, nueces, canela y extracto de vainilla.
Forma pequeñas galletas y colócalas en la bandeja para hornear.
Hornea durante 12-15 minutos o hasta que estén doradas.

3. Brownies de Frijoles Negros sin Gluten:

Ingredientes:

- 1 lata (15 oz) de frijoles negros, enjuagados y escurridos
- 3 huevos
- 1/4 taza de cacao en polvo sin azúcar
- 1/3 taza de aceite de coco derretido
- 1/4 cucharadita de sal
- 1 cucharadita de extracto de vainilla
- 1/2 taza de azúcar
- 1/2 taza de chispas de chocolate (opcional)

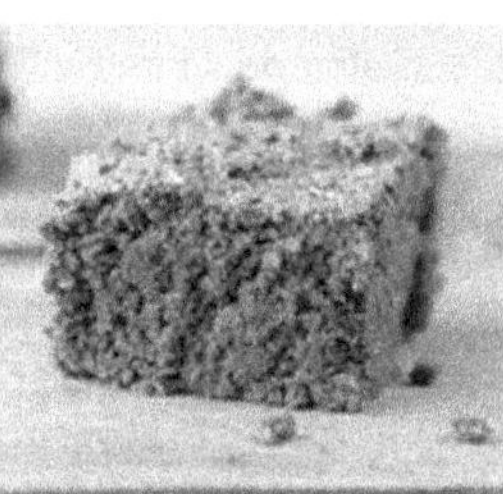

Instrucciones:

Precalienta el horno a 180°C y engrasa un molde para brownies.

Mezcla los frijoles negros, huevos, cacao en polvo, aceite de coco, sal, extracto de vainilla y azúcar en una licuadora o procesador de alimentos hasta obtener una mezcla suave.
Si lo deseas, agrega las chispas de chocolate y mezcla con una espátula.
Vierte la mezcla en el molde para brownies y hornéala durante 25-30 minutos o hasta que un palillo salga limpio. Deja enfriar antes de cortar.

4. Muffins de Arándanos sin Gluten:

Ingredientes:

- 2 tazas de harina de almendra
- 1/4 taza de harina de coco
- 1/2 cucharadita de bicarbonato de sodio
- Una pizca de sal
- 3 huevos
- 1/4 taza de miel o jarabe de arce
- 1/4 taza de aceite de coco derretido
- 1 cucharadita de extracto de vainilla
- 1 taza de arándanos frescos o congelados

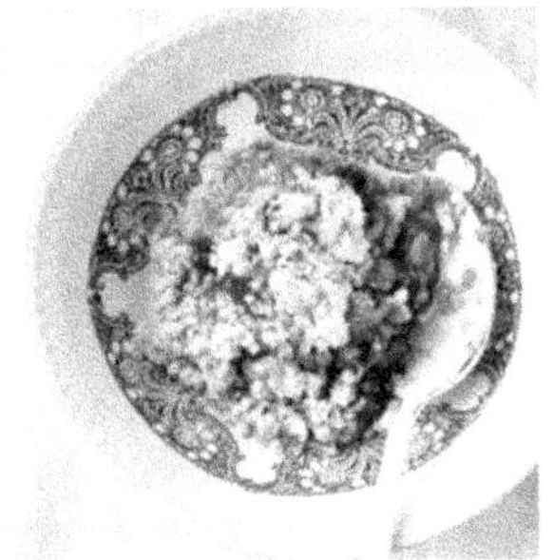

Instrucciones:

Precalienta el horno a 180°C y coloca moldes para muffins en un molde para muffins.
En un tazón, mezcla harina de almendra, harina de coco, bicarbonato de sodio y sal.
En otro tazón, bate los huevos, añade la miel, aceite de coco y vainilla.

Combina los ingredientes secos y húmedos. Agrega los arándanos y mezcla bien.

Vierte la masa en los moldes para muffins y hornea durante 20-25 minutos o hasta que estén dorados.

5. Budín de Calabacín y Chocolate sin Gluten:

Ingredientes:

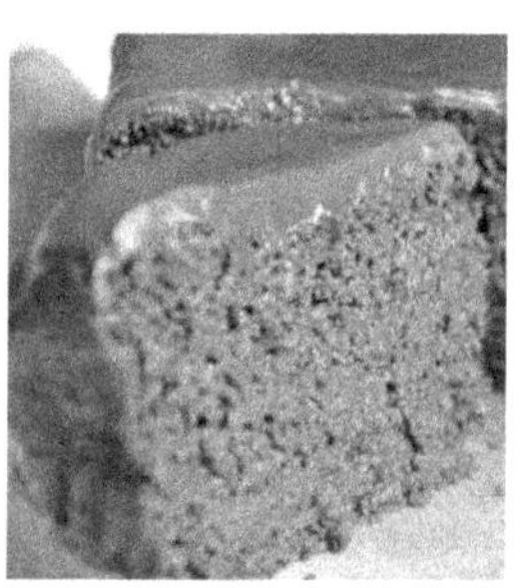

- 2 tazas de calabacín rallado
- 3 huevos
- 1/4 taza de aceite de coco derretido
- 1/2 taza de cacao en polvo sin azúcar
- 1/2 taza de harina de almendra
- 1/4 taza de harina de coco
- 1/2 taza de azúcar de coco o endulzante
- 1 cucharadita de extracto de vainilla
- 1/2 cucharadita de bicarbonato de sodio
- Una pizca de sal
- 1/2 taza de chips de chocolate sin gluten (opcional)

Instrucciones:

Precalienta el horno a 180°C y engrasa un molde para budín.

En un tazón grande, mezcla el calabacín rallado, huevos, aceite de coco, cacao en polvo, harina de almendra, harina de coco, azúcar de coco, vainilla, bicarbonato de sodio y sal.

Agrega chips de chocolate si lo deseas. Vierte la masa en el molde para budín.

Hornea durante 45-50 minutos o hasta que un palillo salga limpio. Deja enfriar antes de cortar.

6. Muffins de Calabacín y Queso sin Gluten:

Ingredientes:

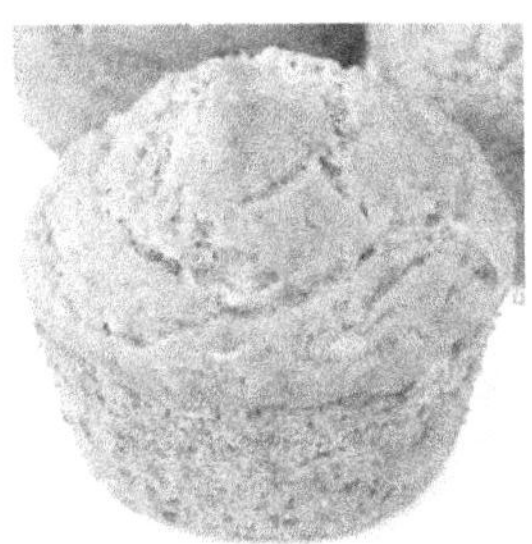

- 2 tazas de calabacín rallado
- 3 huevos
- 1/4 taza de aceite de oliva
- 1 taza de harina de almendra
- 1/4 taza de harina de coco
- 1 cucharadita de polvo de hornear sin gluten
- 1/2 taza de queso rallado sin gluten (cheddar, parmesano, etc.)
- Sal y pimienta al gusto

Instrucciones:

Precalienta el horno a 180°C y coloca moldes para muffins en un molde para muffins.
En un tazón grande, mezcla el calabacín rallado, huevos, aceite de oliva, harina de almendra, harina de coco, polvo de hornear, queso rallado, sal y pimienta. Vierte la masa en los moldes para muffins y hornea durante 20-25 minutos o hasta que estén dorados.

7. Panqueques de Batata sin Gluten:

Ingredientes:

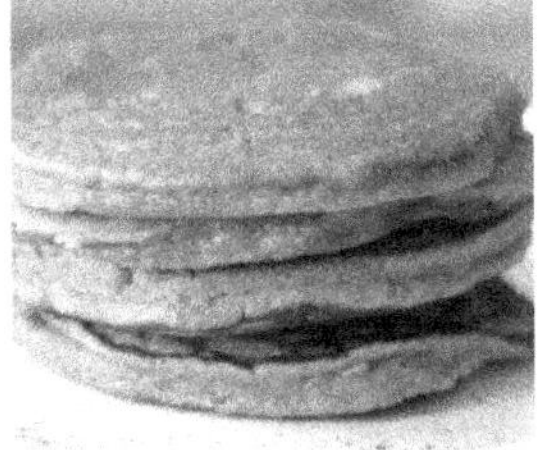

- 1 batata grande, cocida y hecha puré
- 2 huevos
- 1/4 taza de harina de almendra
- 1 cucharadita de canela
- 1 cucharadita de polvo de hornear sin gluten
- Aceite de coco para engrasar la sartén

Instrucciones:

En un tazón, mezcla la batata, huevos, harina de almendra, canela y polvo de hornear.
Calienta una sartén a fuego medio con un poco de aceite de coco.
Vierte porciones de la mezcla en la sartén para formar los panqueques. Cocina ambos lados hasta que estén dorados.

8. Tarta de Manzana sin Gluten:

Ingredientes:

- 3 manzanas, peladas y en rodajas finas
- 1 taza de harina de almendra
- 1/4 taza de harina de coco
- 1/4 taza de azúcar de coco o endulzante
- 1 cucharadita de canela en polvo
- 1/2 cucharadita de nuez moscada
- 2 huevos
- 1/4 taza de leche sin lactosa o leche vegetal
- 1 cucharadita de extracto de vainilla

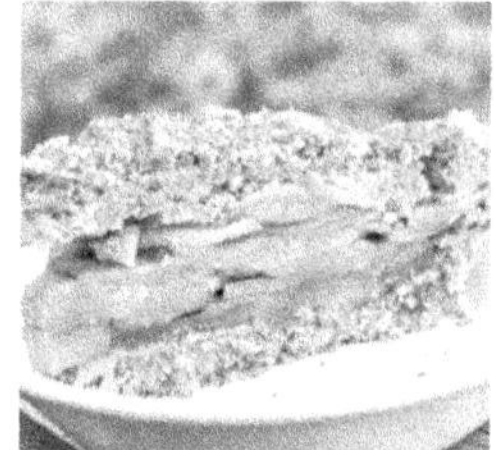

Precalienta el horno a 180°C y engrasa un molde para tarta.
En un tazón grande, mezcla la harina de almendra, harina de coco, azúcar de coco, canela y nuez moscada.
En otro tazón, bate los huevos, agrega la leche y la vainilla.
Combina los ingredientes secos y húmedos. Vierte la mezcla en el molde para tarta.
Cubre la parte superior con las rodajas de manzana y hornea durante 30-35 minutos o hasta que esté dorada.

9. Mousse de Chocolate con Aguacate:

Ingredientes:

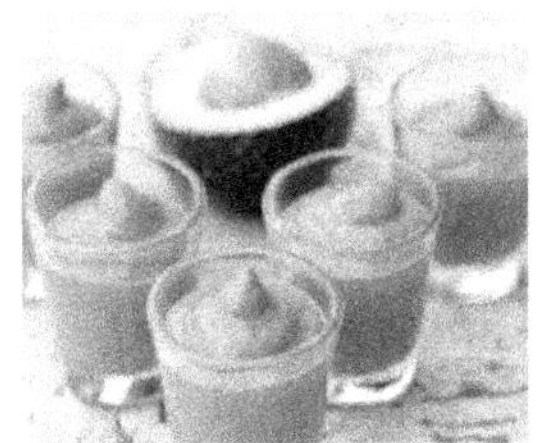

- 2 aguacates maduros
- 1/2 taza de cacao en polvo sin azúcar
- 1/4 taza de leche sin lactosa o leche de almendra
- 1/4 taza de jarabe de arce o miel
- 1 cucharadita de extracto de vainilla
- Una pizca de sal

Instrucciones:

En una licuadora, mezcla los aguacates, cacao en polvo, leche, jarabe de arce, extracto de vainilla y sal hasta obtener una textura suave.
Refrigera durante al menos 1 hora antes de servir. Sirve con frutas frescas.

10. Mousse de Mango sin Gluten:

Ingredientes:

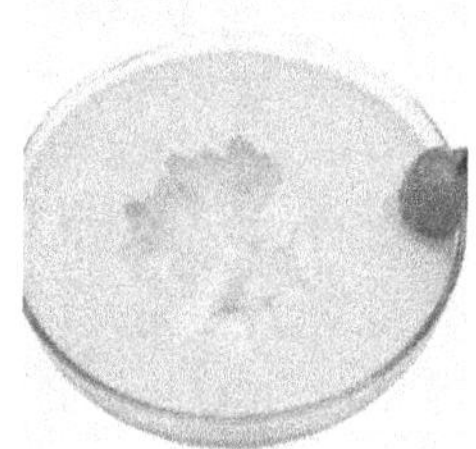

- 2 mangos maduros, pelados y cortados en trozos
- 1/4 taza de leche de coco
- 1 cucharada de miel o jarabe de arce
- Jugo de 1 limón

Instrucciones:

En una licuadora, mezcla los trozos de mango, leche de coco, miel o jarabe de arce, y jugo de limón hasta obtener una mezcla suave.
Refrigera antes de servir. Sirve en tazones individuales.

11. Pastel de Zanahoria sin Gluten:

Ingredientes:

- 2 tazas de zanahorias ralladas
- 3/4 taza de harina de almendra
- 1/4 taza de harina de coco
- 1/2 taza de azúcar de coco o endulzante
- 1/2 taza de aceite de coco derretido
- 3 huevos
- 1 cucharadita de canela
- 1/2 cucharadita de nuez moscada
- 1/2 cucharadita de extracto de vainilla
- 1/4 taza de nueces picadas (opcional)

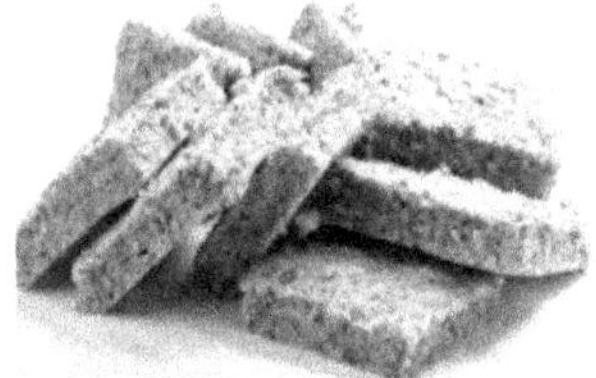

Precalienta el horno a 180°C y engrasa un molde para pastel.
En un tazón grande, mezcla las zanahorias ralladas, harina de almendra, harina de coco, azúcar de coco, aceite de coco, huevos, canela, nuez moscada, extracto de vainilla y nueces picadas si las usas.
Vierte la masa en el molde para pastel y hornea durante 35-40 minutos o hasta que un palillo salga limpio.

12. Tortitas de Plátano y Avena sin Gluten:

Ingredientes:

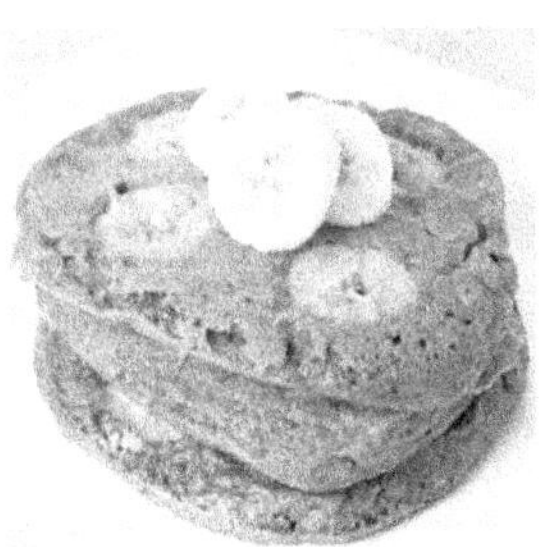

- 2 plátanos maduros
- 1 taza de avena sin gluten
- 2 huevos
- 1 cucharadita de canela
- 1 cucharadita de esencia de vainilla
- Aceite de coco para engrasar la sartén

Instrucciones:

En un tazón, aplasta los plátanos con un tenedor.
Agrega la avena, huevos, canela y esencia de vainilla. Mezcla bien.
Calienta una sartén a fuego medio con un poco de aceite de coco.
Vierte porciones de la mezcla en la sartén para formar las tortitas. Cocina ambos lados hasta que estén dorados.

13. Budín de Plátano y Chocolate sin Gluten:

Ingredientes:

- 3 plátanos maduros, machacados
- 1/2 taza de aceite de coco derretido
- 2 huevos
- 1 taza de harina de almendra
- 1/4 taza de cacao en polvo sin azúcar
- 1 cucharadita de bicarbonato de sodio
- 1/2 cucharadita de sal
- 1/2 taza de chips de chocolate sin gluten (opcional)

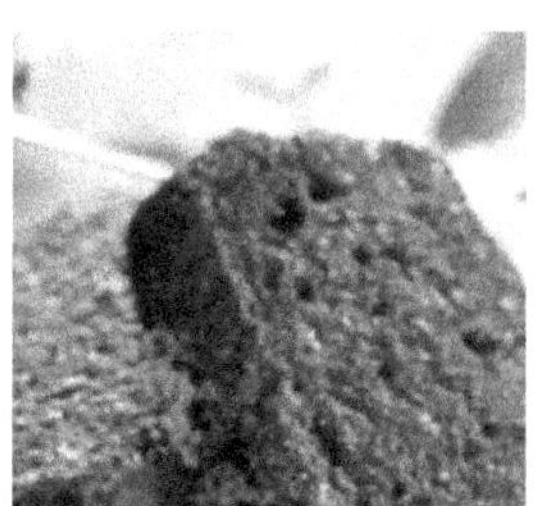

Instrucciones:

Precalienta el horno a 180°C y engrasa un molde para pan.
En un tazón grande, mezcla los plátanos machacados, aceite de coco, huevos, harina de almendra, cacao en polvo, bicarbonato de sodio y sal.
Incorpora los chips de chocolate si los estás utilizando.
Vierte la masa en el molde para pan y hornea durante 45-50 minutos o hasta que un palillo salga limpio.

14. Galletas de Avena y Plátano:

Ingredientes:

- 2 plátanos maduros
- 1 taza de avena sin gluten
- 1/4 taza de pasas o chispas de chocolate sin gluten
- 1/2 cucharadita de canela
- 1/4 taza de nueces picadas (opcional)

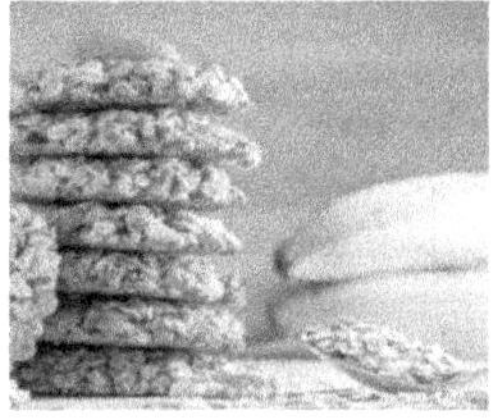

Precalienta el horno a 180°C.
En un tazón, aplasta los plátanos con un tenedor.
Agrega la avena, pasas o chispas de chocolate, canela y nueces. Mezcla bien.
Coloca cucharadas de la mezcla en una bandeja para horno y aplánalas ligeramente.
Hornea durante 12-15 minutos o hasta que estén doradas.

15. Galletas de Avena y Pasas sin Gluten:

Ingredientes:

- 1 taza de avena sin gluten
- 1/2 taza de harina de almendra
- 1/4 taza de aceite de coco derretido
- 1/4 taza de miel o jarabe de arce
- 1 huevo
- 1/2 taza de pasas
- 1 cucharadita de extracto de vainilla
- 1/2 cucharadita de canela
- Una pizca de sal

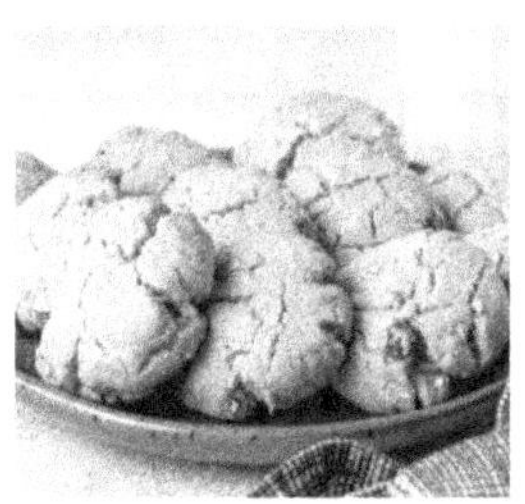

Instructions:

Precalienta el horno a 180°C y coloca papel pergamino en una bandeja para hornear.

En un tazón, mezcla la avena, harina de almendra, aceite de coco, miel, huevo, pasas, extracto de vainilla, canela y sal.

Forma pequeñas bolas de masa y colócalas en la bandeja para hornear.
Aplana ligeramente cada galleta con la parte posterior de una cuchara.
Hornéalas durante 10-12 minutos o hasta que estén doradas en los bordes.

16. Pan de Plátano y Nuez sin Gluten:

Ingredientes:

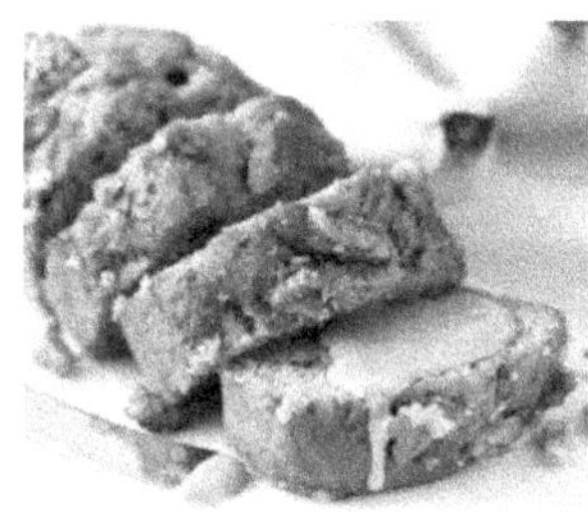

- 3 plátanos maduros, aplastados
- 3 huevos
- 1/4 taza de aceite de coco derretido
- 1/2 taza de harina de almendra
- 1/4 taza de harina de coco
- 1 cucharadita de bicarbonato de sodio
- 1/2 cucharadita de canela
- Una pizca de sal
- 1/2 taza de nueces picadas (opcional)

Instrucciones:

Precalienta el horno a 180°C y engrasa un molde para pan.
En un tazón grande, mezcla los plátanos aplastados, huevos, aceite de coco,
harina de almendra, harina de coco, bicarbonato de sodio, canela y sal.
Agrega las nueces picadas si las estás usando. Vierte la masa en el molde para
pan.
Hornea durante 45-50 minutos o hasta que un palillo salga limpio.

17. Pan de Plátano sin Gluten:

Ingredientes:

- 3 plátanos maduros, aplastados
- 3 huevos
- 1/4 taza de aceite de coco derretido
- 1/4 taza de leche sin lactosa o leche de almendra
- 1 cucharadita de extracto de vainilla
- 1 taza de harina de almendra
- 1/4 taza de harina de coco
- 1 cucharadita de bicarbonato de sodio
- 1/2 cucharadita de canela
- Una pizca de sal
- Nueces picadas (opcional)

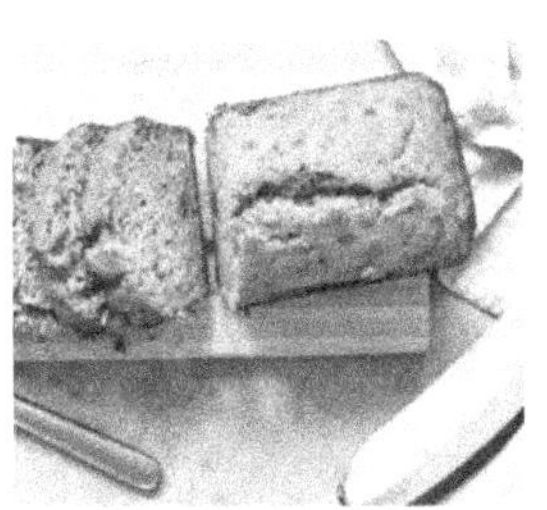

Instrucciones:

Precalienta el horno a 180°C y engrasa un molde para pan.
En un tazón grande, mezcla los plátanos aplastados, huevos, aceite de coco, leche y extracto de vainilla.
Agrega la harina de almendra, harina de coco, bicarbonato de sodio, canela y sal. Mezcla bien.
Si lo deseas, añade nueces picadas a la mezcla. Vierte la masa en el molde para pan.

18. Pan de Plátano y Almendra sin Gluten:

Ingredientes:

- 3 plátanos maduros, machacados
- 3 huevos
- 1 taza de harina de almendra

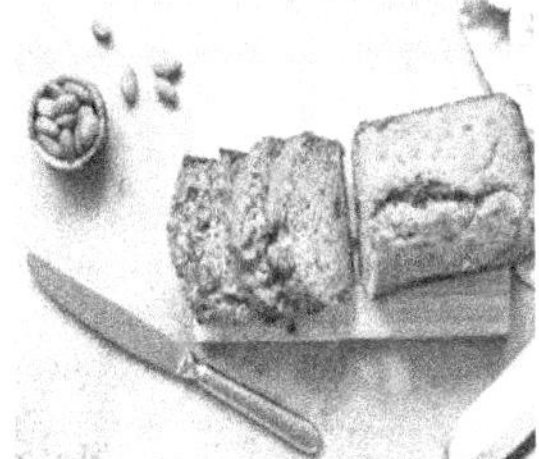

- 1/4 taza de harina de coco
- 1/4 taza de aceite de coco derretido
- 1 cucharadita de bicarbonato de sodio
- 1 cucharadita de canela
- Una pizca de sal
- Nueces picadas (opcional)

Instrucciones:

Precalienta el horno a 180°C y engrasa un molde para pan.
En un tazón grande, mezcla plátanos machacados, huevos, harina de almendra, harina de coco, aceite de coco, bicarbonato de sodio, canela, sal y nueces si las estás utilizando.
Vierte la masa en el molde para pan y hornea durante 45-55 minutos o hasta que un palillo salga limpio.

19. Pudín de Pan y Mantequilla sin Gluten:

Ingredientes:

- 4 tazas de pan sin gluten, cortado en cubos
- 3 huevos
- 2 tazas de leche sin lactosa o leche de almendra
- 1/2 taza de azúcar
- 1 cucharadita de extracto de vainilla
- 1/2 taza de pasas (opcional)

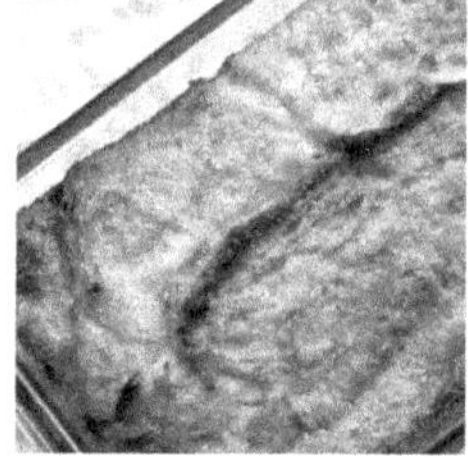

Precalienta el horno a 180°C y engrasa un molde para horno.
Coloca los cubos de pan en el molde.
En un tazón, bate los huevos, agrega la leche, azúcar, extracto de vainilla y pasas si las estás utilizando.
Vierte la mezcla sobre el pan y deja reposar durante 15-20 minutos para que el pan absorba la mezcla.
Hornea durante 45-50 minutos o hasta que el pudín esté dorado y firme al tacto.

20. Muffins de Calabaza y Canela sin Gluten:

Ingredientes:

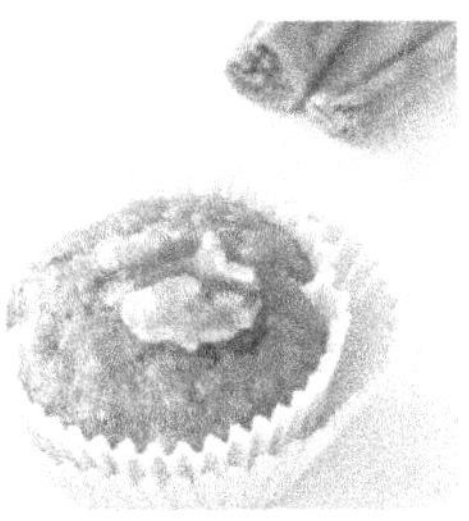

- 1 taza de puré de calabaza
- 3/4 taza de harina de almendra
- 1/4 taza de harina de coco
- 1/4 taza de miel o jarabe de arce
- 3 huevos
- 1 cucharadita de canela
- 1/2 cucharadita de nuez moscada
- 1/2 cucharadita de polvo de hornear sin gluten
- Una pizca de sal

Instrucciones:

Precalienta el horno a 180°C y coloca moldes para muffins en un molde para muffins.

En un tazón, mezcla el puré de calabaza, harina de almendra, harina de coco, miel, huevos, canela, nuez moscada, polvo de hornear y sal.
Vierte la masa en los moldes para muffins y hornea durante 20-25 minutos o hasta que estén dorados.

21. Galletas de Almendra y Coco sin Gluten:

Ingredientes:

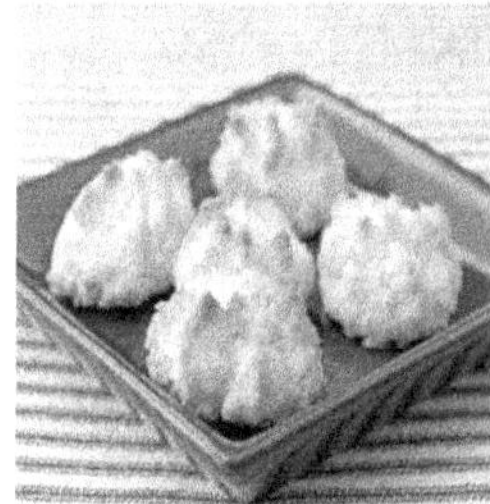

- 2 tazas de harina de almendra
- 1/2 taza de harina de coco
- 1/4 taza de aceite de coco derretido
- 1/4 taza de miel o jarabe de arce
- 1 huevo
- 1 cucharadita de extracto de vainilla
- Una pizca de sal
- Chips de chocolate sin gluten (opcional)

Instrucciones:

Precalienta el horno a 180°C y forra una bandeja para hornear con papel pergamino.
En un tazón, mezcla la harina de almendra, harina de coco, aceite de coco, miel, huevo, extracto de vainilla y sal.
Agrega chips de chocolate si lo deseas. Forma pequeñas bolas de masa y colócalas en la bandeja para hornear.
Aplana ligeramente cada galleta y hornéalas durante 12-15 minutos o hasta que estén doradas.

22. Galletas de Almendra y Chocolate:

Ingredientes:

- 2 tazas de harina de almendra
- 1/4 taza de cacao en polvo sin azúcar
- 1/4 taza de aceite de coco derretido
- 1/4 taza de miel o jarabe de arce
- 1 huevo
- 1 cucharadita de extracto de vainilla
- 1/4 taza de chips de chocolate sin gluten

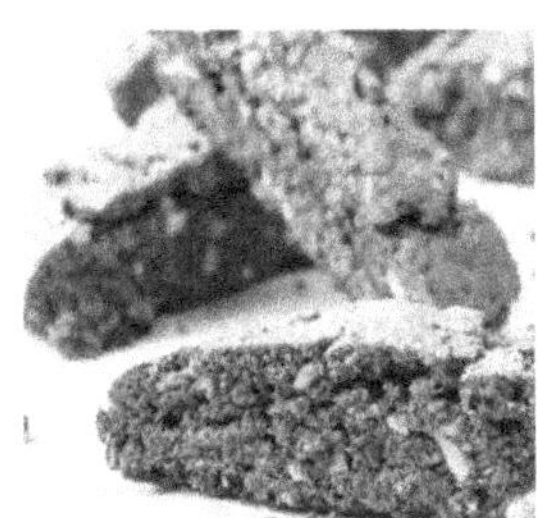

Instrucciones:

Precalienta el horno a 180°C y forra una bandeja para hornear con papel pergamino.
En un tazón grande, mezcla harina de almendra, cacao en polvo, aceite de coco, miel, huevo y extracto de vainilla.
Agrega chips de chocolate y mezcla bien.
Forma pequeñas bolas de masa y colócalas en la bandeja para hornear. Aplana ligeramente con las manos.
Hornea durante 10-12 minutos o hasta que estén listas.

23. Pudín de Chía con Frutas:

Ingredientes:

- 1/4 taza de semillas de chía
- 1 taza de leche sin lactosa o leche de almendra

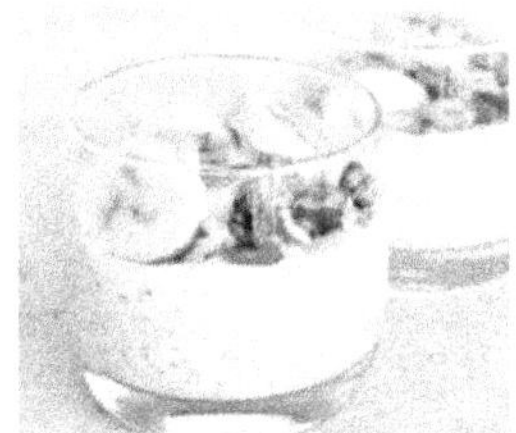

24

- 1 cucharada de jarabe de arce o miel
- Frutas frescas para decorar (fresas, arándanos, kiwi)

Instrucciones:

Mezcla las semillas de chía con la leche y el jarabe de arce. Refrigera durante al menos 4 horas o toda la noche.
Sirve el pudín de chía en capas alternas con frutas frescas.

24. Muffins de Espinacas y Queso Feta:

Ingredientes:

- 2 tazas de espinacas frescas, picadas
- 1 taza de harina de almendra
- 1/4 taza de harina de coco
- 1 cucharadita de levadura en polvo sin gluten
- 4 huevos
- 1/4 taza de aceite de oliva
- 1/2 taza de queso feta desmenuzado
- Sal y pimienta al gusto

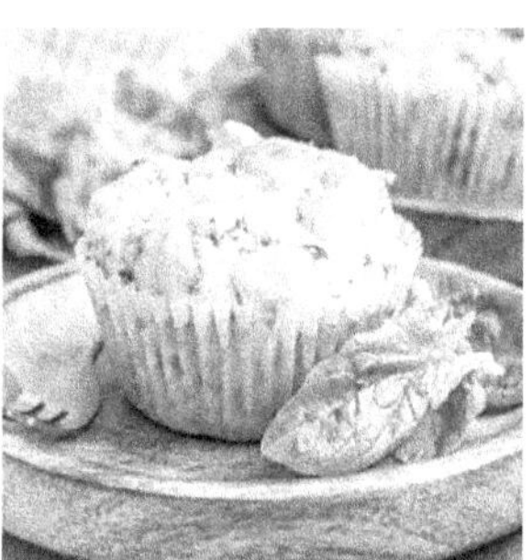

Instrucciones:

Precalienta el horno a 180°C y coloca moldes para muffins en un molde para muffins.

Saltea las espinacas en una sartén hasta que se marchiten. Deja enfriar.

En un tazón, mezcla harina de almendra, harina de coco, levadura en polvo, huevos, aceite de oliva, espinacas, queso feta, sal y pimienta.

Vierte la masa en los moldes para muffins y hornea durante 20-25 minutos o hasta que estén dorados.

25. Pastel de Chocolate y Almendras sin Gluten:

Ingredientes:

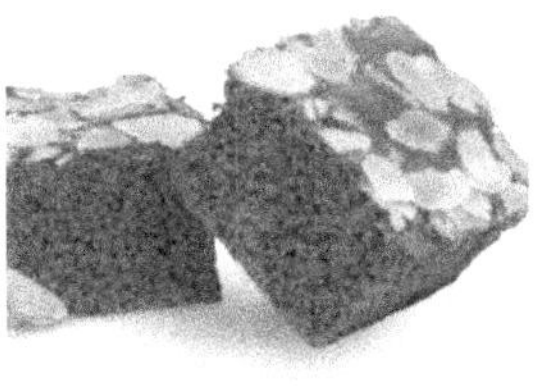

- 1 taza de harina de almendra
- 1/4 taza de cacao en polvo sin azúcar
- 1/2 taza de azúcar de coco o endulzante d
- 1/2 cucharadita de bicarbonato de sodio
- 1/4 cucharadita de sal
- 3 huevos
- 1/4 taza de aceite de coco derretido
- 1 cucharadita de extracto de vainilla
- 1/2 taza de leche sin lactosa o leche de almendra

Instrucciones:

Precalienta el horno a 180°C y engrasa un molde para pastel.

En un tazón, mezcla la harina de almendra, cacao en polvo, azúcar de coco, bicarbonato de sodio y sal.

En otro tazón, bate los huevos, agrega el aceite de coco, extracto de vainilla y leche.

Combina los ingredientes secos y húmedos. Vierte la masa en el molde para pastel.

Hornea durante 25-30 minutos o hasta que un palillo salga limpio.

26. Bolitas Energéticas de Almendra y Coco:

Ingredientes:

- 1 taza de almendras
- 1 taza de dátiles deshuesados
- 1/2 taza de coco rallado sin azúcar
- 1 cucharadita de extracto de vainilla
- Una pizca de sal

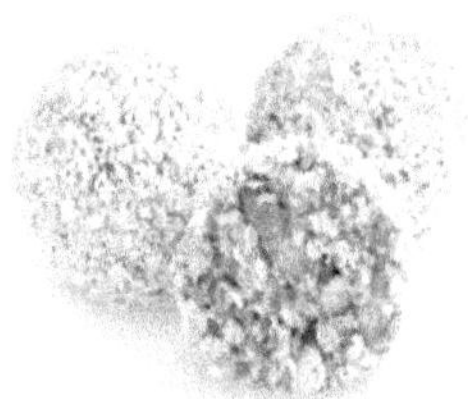

Instrucciones:

En un procesador de alimentos, mezcla las almendras hasta obtener una textura de harina gruesa.
Agrega los dátiles, coco rallado, extracto de vainilla y sal. Procesa hasta que la mezcla sea pegajosa.
Forma pequeñas bolitas y refrigéralas durante al menos 30 minutos antes de servir.

27. Muffins de Manzana y Canela sin Gluten:

Ingredientes:

- 2 tazas de harina de almendra
- 1/4 taza de harina de coco
- 1/2 taza de azúcar de coco o endulzante de tu elección

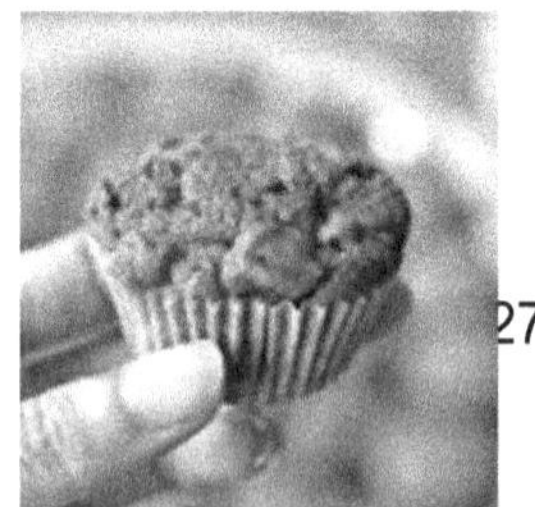

- 1 cucharadita de canela
- 1/2 cucharadita de nuez moscada
- 1 cucharadita de polvo de hornear sin gluten
- 3 huevos
- 1/4 taza de aceite de coco derretido
- 1 taza de puré de manzana sin azúcar

Instrucciones:

Precalienta el horno a 180°C y coloca moldes para muffins en un molde para muffins.
En un tazón, mezcla harina de almendra, harina de coco, azúcar de coco, canela, nuez moscada y polvo de hornear.
En otro tazón, bate los huevos, añade el aceite de coco y puré de manzana.
Combina los ingredientes secos y húmedos. Vierte la masa en los moldes para muffins y hornea durante 20-25 minutos.

28. Pan sin Gluten:

Ingredientes:

- 2 tazas de harina de almendra
- 1 taza de harina de coco
- 1/2 taza de almidón de yuca
- 1/4 taza de harina de linaza
- 1 cucharadita de bicarbonato de sodio
- 1/2 cucharadita de sal
- 4 huevos
- 1/4 taza de aceite de coco derretido

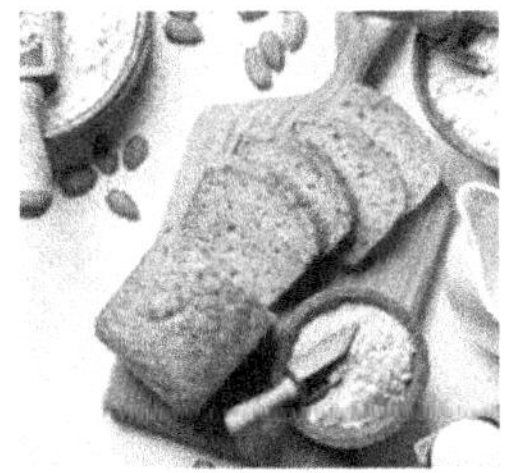

- 1 cucharada de vinagre de manzana
- 1/2 taza de leche sin lactosa o leche vegetal

Instrucciones:

Precalienta el horno a 180°C y engrasa un molde para pan.
En un tazón grande, mezcla las harinas de almendra y coco, el almidón de yuca, la harina de linaza, el bicarbonato de sodio y la sal.
En otro tazón, bate los huevos. Agrega el aceite de coco derretido, el vinagre de manzana y la leche, y mezcla bien.
Vierte los ingredientes líquidos sobre los ingredientes secos y mezcla hasta obtener una masa homogénea.

Vierte la masa en el molde para pan y alisa la parte superior con una espátula.
Hornea durante aproximadamente 45-50 minutos o hasta que al insertar un palillo en el centro, salga limpio.
Deja enfriar el pan en el molde durante 10 minutos, luego transfiérelo a una rejilla para que se enfríe completamente antes de cortarlo.

Sopas, Cremas y Caldos.

29. Sopa de Tomate y Albahaca con Albóndigas de Pavo:

Ingredientes:

- 1 lata (28 oz) de tomates triturados
- 4 tazas de caldo de pollo sin gluten
- 1 cucharadita de azúcar
- 1 taza de hojas de albahaca fresca

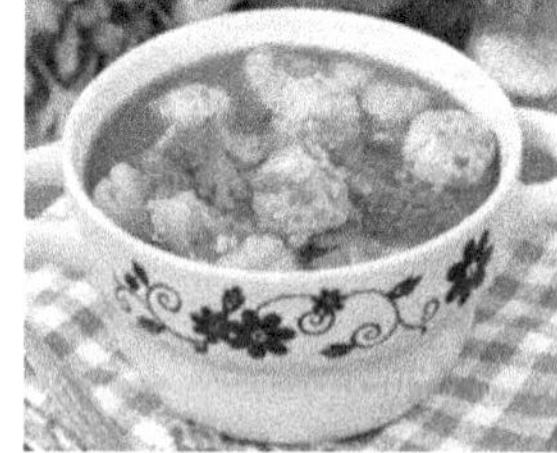

- 1 libra de carne molida de pavo
- 1 huevo
- 1/4 taza de pan rallado sin gluten
- 2 cucharadas de queso parmesano rallado (opcional)
- Sal y pimienta al gusto

Instrucciones:

En una olla, combina los tomates triturados, caldo de pollo y azúcar. Lleva a ebullición y luego reduce el fuego.
Agrega las hojas de albahaca y cocina a fuego lento durante 15-20 minutos.
Mientras tanto, mezcla la carne molida de pavo, huevo, pan rallado, queso parmesano (si se usa), sal y pimienta en un tazón.
Forma albóndigas y agréguelas a la sopa. Cocina hasta que estén cocidas.
Sirve caliente.

30. Espaguetis de Calabacín con Pesto de Aguacate:

Ingredientes:

- 4 calabacines medianos
- 1 aguacate maduro
- 1 taza de albahaca fresca
- 1 diente de ajo
- 1/4 taza de piñones
- 2 cucharadas de jugo de limón
- 3 cucharadas de aceite de oliva
- Sal y pimienta al gusto

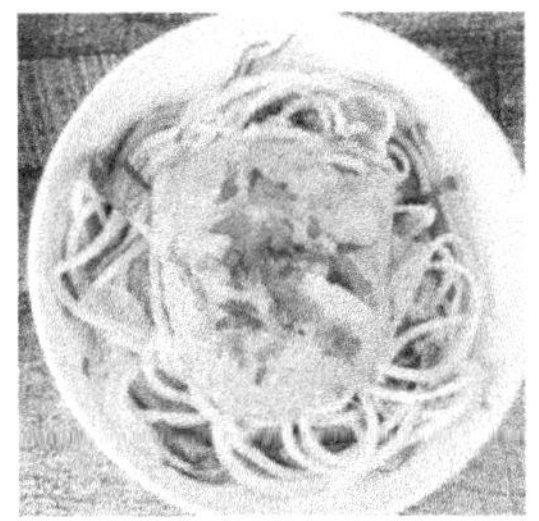

- Tomates cherry (opcional)

Instrucciones:

Con un espiralizador, corta los calabacines en forma de espaguetis.
En una licuadora, mezcla el aguacate, albahaca, ajo, piñones, jugo de limón, aceite de oliva, sal y pimienta hasta obtener un pesto cremoso.
Mezcla los espaguetis de calabacín con el pesto. Decora con tomates cherry si lo deseas.

31. Pasta de Calabacín con Pesto sin Gluten:

Ingredientes:

- Calabacines, spiralizados o cortados en tiras finas
- Tomates cherry, cortados por la mitad
- Pesto sin gluten (albahaca, piñones, ajo, aceite de oliva, sal)

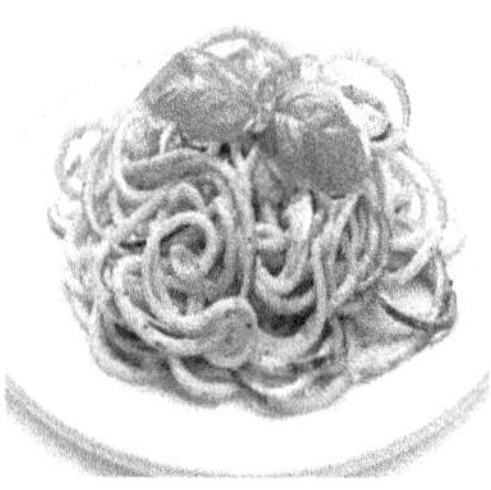

Instrucciones:

En una sartén, saltea las tiras de calabacín hasta que estén tiernas.
Agrega los tomates cherry y cocina por unos minutos.
Mezcla con pesto y sirve. Puedes agregar pollo a la parrilla para una opción más completa.

32. Sopa de Lentejas sin Gluten:

Ingredientes:

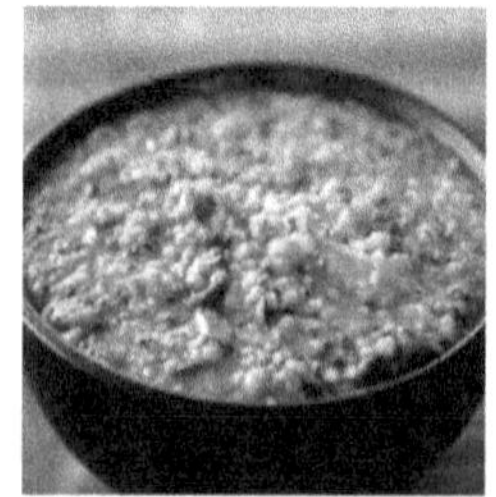

- 1 taza de lentejas (enjuagadas)
- 1 zanahoria, picada
- 1 apio, picado
- 1 cebolla, picada
- 2 dientes de ajo, picados
- 1 lata (14 oz) de tomates triturados
- 4 tazas de caldo de verduras
- 1 cucharadita de comino
- 1 cucharadita de pimentón
- Sal y pimienta al gusto
- Espinacas frescas (opcional)

Instrucciones:

En una olla grande, combina lentejas, zanahoria, apio, cebolla, ajo, tomates triturados, caldo de verduras, comino, pimentón, sal y pimienta.
Lleva a ebullición, reduce el fuego y cocina a fuego lento durante 25-30 minutos o hasta que las lentejas estén tiernas.
Agrega espinacas frescas si lo deseas y cocina hasta que se marchiten. Sirve caliente.

33. Sopa de Tomate y Albahaca sin Gluten:

Ingredientes:

- 6 tomates medianos, pelados y picados
- 1 cebolla, picada
- 2 dientes de ajo, picados

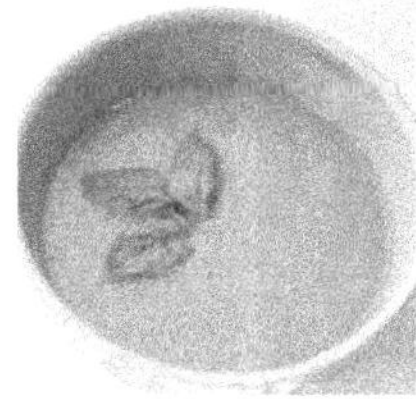

- 4 tazas de caldo de verduras
- 1 taza de hojas de albahaca fresca
- 1/4 taza de aceite de oliva
- Sal y pimienta al gusto
- Queso feta desmenuzado (opcional)

Instrucciones:

En una olla grande, saltea la cebolla y el ajo en aceite de oliva hasta que estén tiernos.

Agrega los tomates y cocina por unos minutos.

Vierte el caldo de verduras y deja hervir. Reduce el fuego y cocina a fuego lento durante 20-25 minutos.

Añade las hojas de albahaca y sazona con sal y pimienta. Usa una licuadora para mezclar hasta obtener una sopa suave.

Sirve caliente, opcionalmente con queso feta desmenuzado por encima.

34. Sopa de Judías Verdes y Almendras:

Ingredientes:

- 1 libra de judías verdes, cortadas
- 1 cucharada de aceite de oliva
- 1 cebolla, picada
- 2 dientes de ajo, picados
- 1/2 taza de almendras picadas
- 4 tazas de caldo de verduras
- Sal y pimienta al gusto

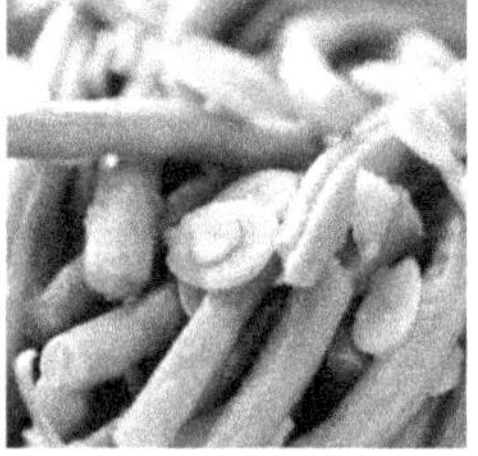

- Perejil fresco, picado (opcional)

Instrucciones:

En una olla grande, saltea la cebolla y el ajo en aceite de oliva hasta que estén tiernos.
Agrega las judias verdes y almendras, y cocina por unos minutos.
Vierte el caldo de verduras y deja hervir. Reduce el fuego y cocina a fuego lento durante 15-20 minutos.
Sazona con sal y pimienta. Sirve caliente, espolvoreado con perejil fresco si lo deseas.

35. Sopa de Tomate Asado sin Gluten:

Ingredientes:

- Tomates maduros, cortados por la mitad
- Cebolla, cortada en trozos
- Ajo, pelado
- Aceite de oliva
- Caldo de verduras
- Albahaca fresca, picada
- Sal y pimienta al gusto

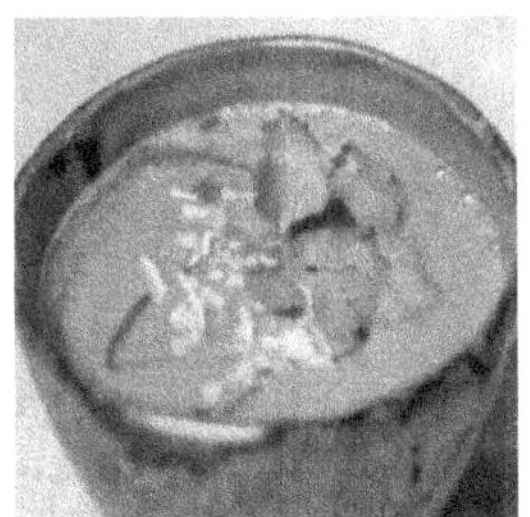

Instrucciones:

Precalienta el horno a 200°C.

Coloca los tomates, cebolla y ajo en una bandeja para horno. Rocía con aceite de oliva y asa hasta que estén dorados.
Transfiere los ingredientes asados a una olla, agrega caldo de verduras, albahaca fresca, sal y pimienta. Lleva a ebullición y luego reduce el fuego para cocinar a fuego lento durante 15-20 minutos.
Usa una licuadora para obtener una sopa suave. Sirve caliente.

36. Sopa de Calabaza y Jengibre:

Ingredientes:

- 1 calabaza, pelada y cortada en cubos
- 1 cucharada de aceite de coco
- 1 cebolla, picada
- 2 zanahorias, picadas
- 2 cucharaditas de jengibre fresco, rallado
- 4 tazas de caldo de verduras
- Sal y pimienta al gusto
- Leche de coco (opcional)

Instrucciones:

En una olla grande, saltea la cebolla en aceite de coco hasta que esté tierna.
Agrega la calabaza, zanahorias y jengibre, y cocina por unos minutos.
Vierte el caldo de verduras y cocina hasta que los vegetales estén tiernos.
Usa una licuadora para mezclar la sopa hasta obtener una consistencia suave.
Agrega sal y pimienta al gusto. Si lo prefieres, puedes añadir un toque de leche de coco antes de servir.

37. Sopa de Espárragos y Coco sin Gluten:

Ingredientes:

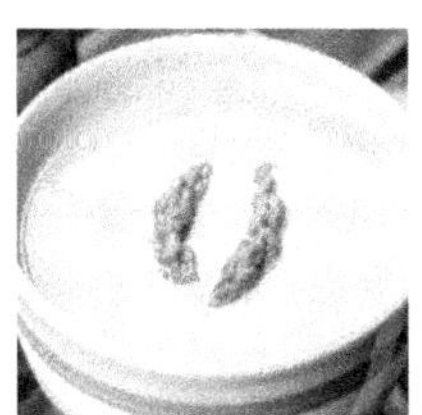

- 1 manojo de espárragos, cortados en trozos
- 1 cucharada de aceite de coco
- 1 cebolla, picada
- 2 dientes de ajo, picados
- 1 lata (14 oz) de leche de coco
- Caldo de verduras
- Sal y pimienta al gusto
- Cilantro fresco, picado (opcional)

Instrucciones:

En una olla, saltea la cebolla y el ajo en aceite de coco hasta que estén tiernos.
Agrega los espárragos y cocina por unos minutos.
Vierte la leche de coco y suficiente caldo de verduras para cubrir los espárragos.
Cocina a fuego lento hasta que los espárragos estén tiernos. Luego, usa una licuadora para obtener una sopa suave.
Sazona con sal y pimienta. Sirve caliente, espolvoreado con cilantro fresco si lo deseas.

38. Sopa de Calabaza y Jengibre sin Gluten:

Ingredientes:

- 1 calabaza, pelada y cortada en trozos
- 1 cucharada de aceite de coco
- 1 cebolla, picada
- 2 zanahorias, picadas
- 1 papa, picada
- 1 trozo de jengibre fresco, rallado
- 4 tazas de caldo de verduras
- Sal y pimienta al gusto
- Leche de coco (opcional)

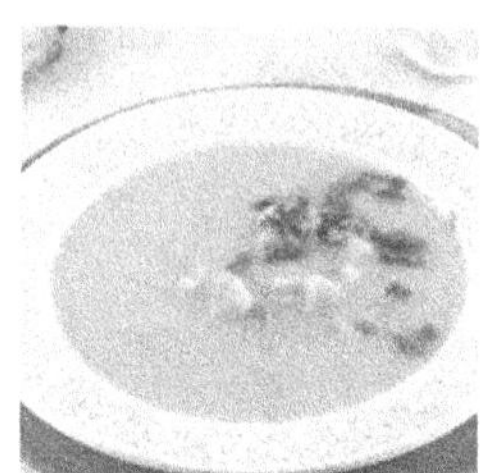

Instrucciones:

En una olla grande, saltea la cebolla en aceite de coco hasta que esté tierna.
Agrega la calabaza, zanahorias, papa y jengibre. Cocina por unos minutos.
Vierte el caldo de verduras y lleva a ebullición. Reduce el fuego y cocina a
fuego lento hasta que las verduras estén tiernas.
Usa una licuadora para mezclar la sopa hasta obtener una textura suave.
Añade leche de coco si lo deseas y sazona con sal y pimienta. Sirve caliente.

39. Sopa de Guisantes y Menta:

Ingredientes:

- 2 tazas de guisantes congelados
- 1 cucharada de aceite de oliva
- 1 cebolla, picada
- 2 tazas de caldo de verduras
- Hojas de menta fresca

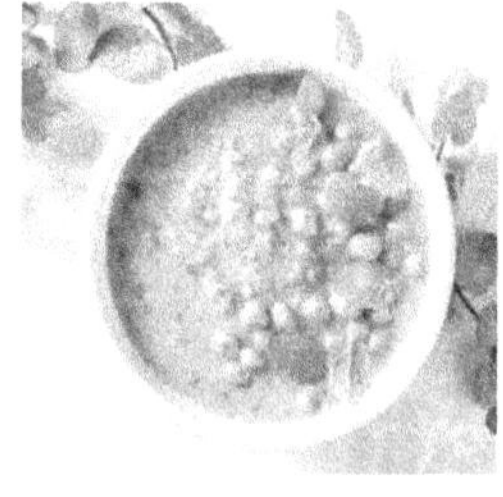

- Sal y pimienta al gusto
- Crema de coco (opcional)

Instrucciones:

En una olla, calienta el aceite de oliva y saltea la cebolla hasta que esté tierna. Agrega los guisantes y el caldo de verduras. Cocina hasta que los guisantes estén tiernos.
Añade hojas de menta fresca y sazona con sal y pimienta.
Utiliza una licuadora para hacer puré la sopa. Sirve caliente y agrega crema de coco si lo deseas.

40. Sopa de Champiñones y Tofu:

Ingredientes:

- 1 paquete de tofu firme, cortado en cubos
- 1 cucharada de aceite de oliva
- 1 cebolla, picada
- 2 dientes de ajo, picados
- 8 oz de champiñones, en rodajas
- 4 tazas de caldo de verduras
- 1 taza de espinacas frescas
- 1 cucharadita de tomillo seco
- Sal y pimienta al gusto

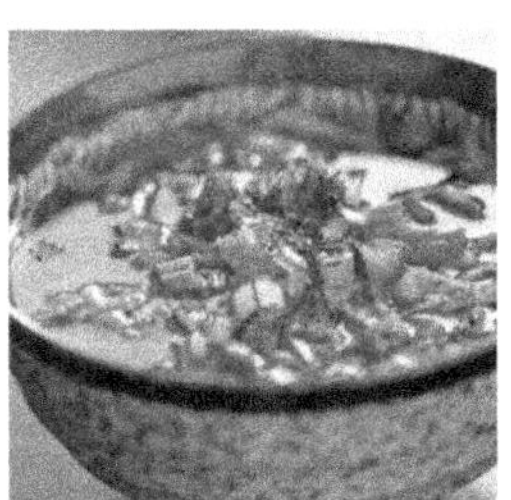

Instrucciones:

En una olla grande, saltea la cebolla y el ajo en aceite de oliva hasta que estén tiernos.

Agrega los champiñones y cocina hasta que se doren.

Vierte el caldo de verduras y lleva a ebullición. Reduce el fuego y añade el tofu, espinacas, tomillo, sal y pimienta. Cocina a fuego lento durante 15-20 minutos. Sirve caliente.

41. Sopa de Tomate y Albahaca con Calabacines Espiralizados:

Ingredientes:

- 6 tomates medianos, pelados y picados
- 1 cebolla, picada
- 2 dientes de ajo, picados
- 4 tazas de caldo de verduras
- 1 taza de hojas de albahaca fresca
- 2 calabacines, espiralizados
- Aceite de oliva, sal y pimienta al gusto

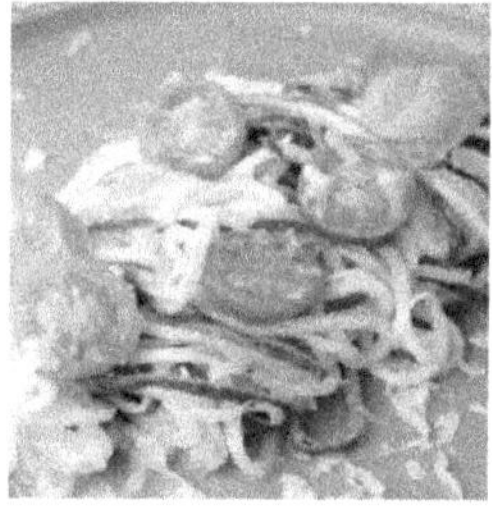

Instrucciones:

En una olla grande, saltea la cebolla y el ajo en aceite de oliva hasta que estén tiernos.

Agrega los tomates y cocina por unos minutos.

Vierte el caldo de verduras y deja hervir. Reduce el fuego y cocina a fuego lento durante 20-25 minutos.

Añade las hojas de albahaca y sazona con sal y pimienta. Usa una licuadora para mezclar hasta obtener una sopa suave.

Sirve caliente, colocando calabacines espiralizados en cada plato antes de verter la sopa.

42. Sopa de Calabaza Asada:

Ingredientes:

- 1 calabaza pequeña, pelada y cortada en trozos
- 1 cebolla, picada
- 2 zanahorias, picadas
- 4 tazas de caldo de verduras
- 1 cucharadita de curry en polvo
- Sal y pimienta al gusto
- Aceite de oliva
- Crema de coco (opcional)

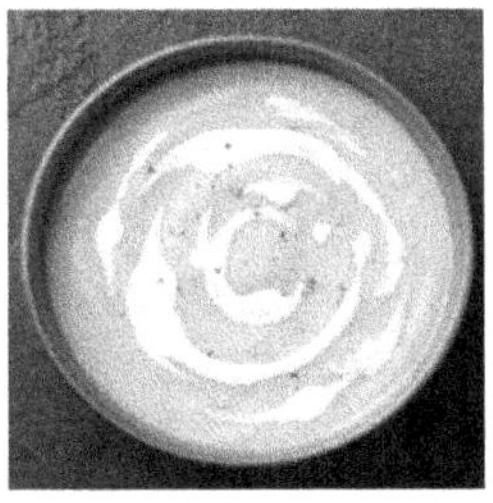

Instrucciones:

Precalienta el horno a 200°C. Asa la calabaza hasta que esté tierna.
En una olla grande, saltea la cebolla y las zanahorias en aceite de oliva hasta que estén tiernas.
Agrega la calabaza asada, caldo de verduras, curry en polvo, sal y pimienta. Cocina a fuego lento durante 15-20 minutos.
Utiliza una licuadora para hacer puré la sopa. Sirve caliente y agrega crema de coco si lo deseas.

Ensaladas.

43. Ensalada de Quinoa sin Gluten:

Ingredientes:

- 1 taza de quinoa (enjuagada)
- 2 tazas de agua o caldo de verduras
- 1 pepino, picado
- 1 tomate, picado
- 1/2 taza de pimiento rojo, picado
- 1/4 taza de cebolla roja, picada
- 1/4 taza de aceitunas negras, rebanadas
- Perejil fresco, picado
- Aceite de oliva, jugo de limón, sal y pimienta al gusto

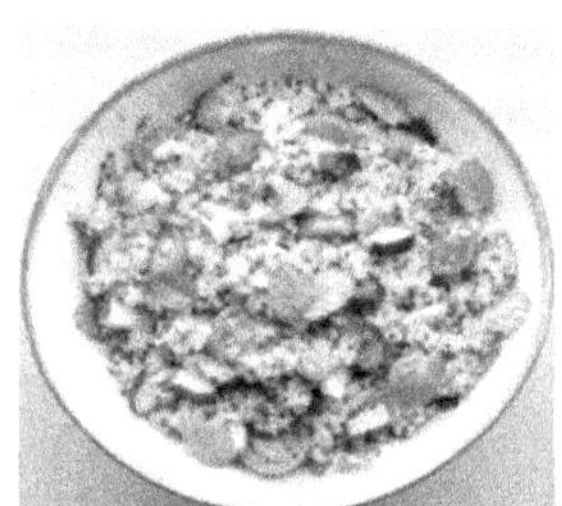

Instrucciones:

Hierve la quinoa en el agua o caldo de verduras según las instrucciones del paquete. Deja enfriar.
En un tazón grande, mezcla la quinoa cocida, pepino, tomate, pimiento, cebolla, aceitunas y perejil.
Aliña con aceite de oliva, jugo de limón, sal y pimienta al gusto. Refrigera antes de servir.

44. Ensalada de Garbanzos y Aguacate:

Ingredientes:

- 1 lata (15 oz) de garbanzos, enjuagados y escurridos
- 1 aguacate, cortado en cubos
- 1 pepino, picado
- 1 tomate, picado
- 1/4 taza de cebolla roja, picada
- Albahaca fresca, picada
- Aceite de oliva, jugo de limón, sal y pimienta al gusto

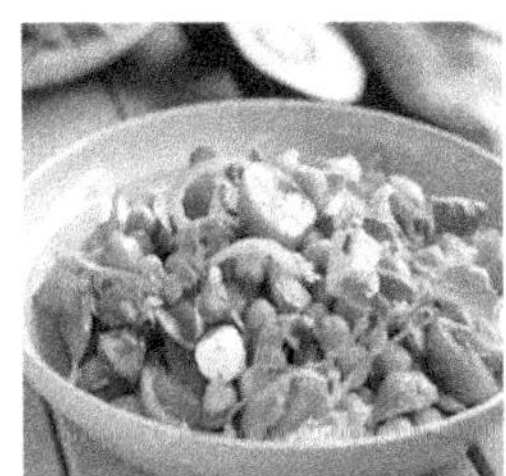

Instrucciones:

En un tazón grande, mezcla los garbanzos, aguacate, pepino, tomate, cebolla y albahaca.
Aliña con aceite de oliva, jugo de limón, sal y pimienta al gusto. Mezcla bien y sirve.

45. Ensalada de Garbanzos con Pimiento y Pepino:

Ingredientes:

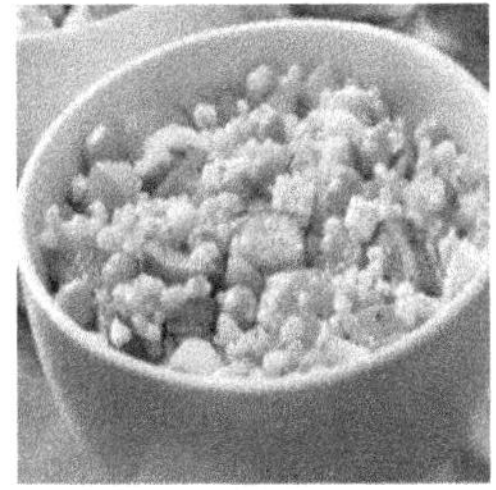

- 1 lata (15 oz) de garbanzos, enjuagados y escurridos
- 1 pimiento rojo, picado
- 1 pepino, picado
- 1/4 taza de cebolla roja, picada
- Aceitunas negras, cortadas por la mitad
- Perejil fresco, picado

* Aceite de oliva, jugo de limón,
  sal y pimienta al gusto

Instrucciones:

En un tazón grande, mezcla los garbanzos, pimiento rojo, pepino, cebolla roja, aceitunas y perejil.
Aliña con aceite de oliva, jugo de limón, sal y pimienta al gusto. Mezcla bien y sirve.

46. Ensalada de Quinoa con Mango y Aguacate:

Ingredientes:

* 1 taza de quinoa (enjuagada)
* 2 tazas de agua o caldo de verduras
* 1 mango, pelado y en cubos
* 1 aguacate, en cubos
* 1/4 taza de cebolla roja, picada
* 1/4 taza de cilantro fresco, picado
* Jugo de 2 limones
* Aceite de oliva, sal y pimienta al gusto

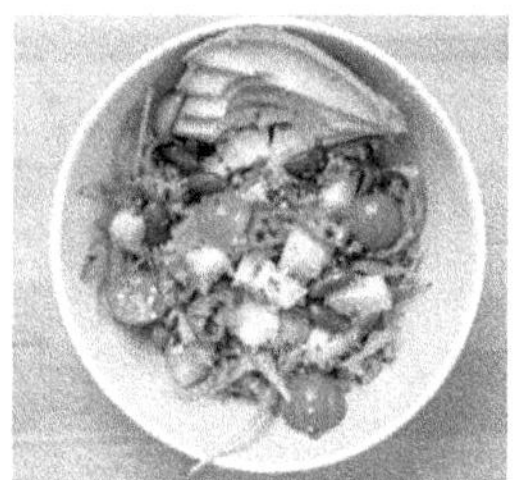

Instrucciones:

Hierve la quinoa en agua o caldo de verduras según las instrucciones del paquete. Deja enfriar.
En un tazón grande, mezcla la quinoa cocida, mango, aguacate, cebolla roja y cilantro.

Aliña con jugo de limón, aceite de oliva, sal y pimienta al gusto. Mezcla bien y
sirve.

47. Ensalada de Quinoa con Aguacate y Frijoles Negros:

Ingredientes:

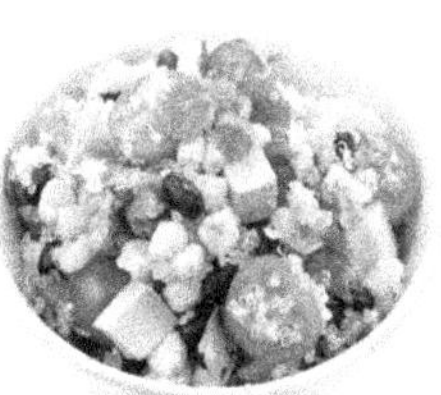

- 1 taza de quinoa (enjuagada)
- 2 tazas de agua o caldo de verduras
- 1 aguacate, cortado en cubos
- 1 lata (15 oz) de frijoles negros,
  enjuagados y escurridos
- 1 tomate, picado
- 1/4 taza de cebolla roja, picada
- Cilantro fresco, picado
- Jugo de 1 limón
- Aceite de oliva, sal y pimienta al gusto

Instrucciones:

Hierve la quinoa en agua o caldo de verduras según las instrucciones del
paquete. Deja enfriar.
En un tazón grande, mezcla la quinoa cocida, aguacate, frijoles negros, tomate,
cebolla y cilantro.
Aliña con jugo de limón, aceite de oliva, sal y pimienta al gusto. Mezcla bien y
sirve.

48. Ensalada de Quinoa y Aguacate:

Ingredientes:

- 1 taza de quinoa (enjuagada)
- 2 tazas de agua o caldo de verduras
- 1 aguacate, cortado en cubos
- 1/2 pepino, picado
- 1/4 taza de tomates cherry, cortados por la mitad
- 1/4 taza de cebolla roja, picada
- Perejil fresco, picado
- Jugo de limón, aceite de oliva, sal y pimienta al gusto

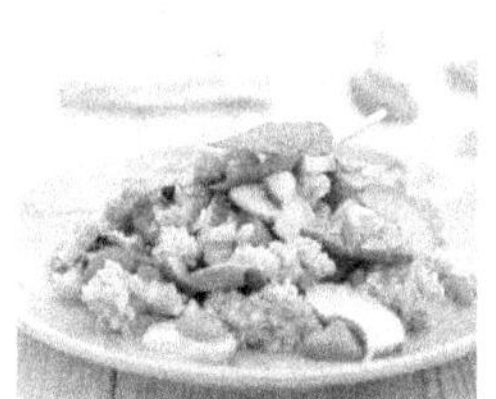

Hierve la quinoa en agua o caldo de verduras según las instrucciones del paquete. Deja enfriar.

En un tazón grande, mezcla la quinoa cocida, aguacate, pepino, tomates cherry, cebolla y perejil.

Aliña con jugo de limón, aceite de oliva, sal y pimienta al gusto. Mezcla bien y sirve.

49. Ensalada de Quinoa con Tomate y Aguacate:

Ingredientes:

- 1 taza de quinoa (enjuagada)
- 2 tazas de agua o caldo de verduras
- Tomates cherry, cortados por la mitad
- Aguacate, en cubos

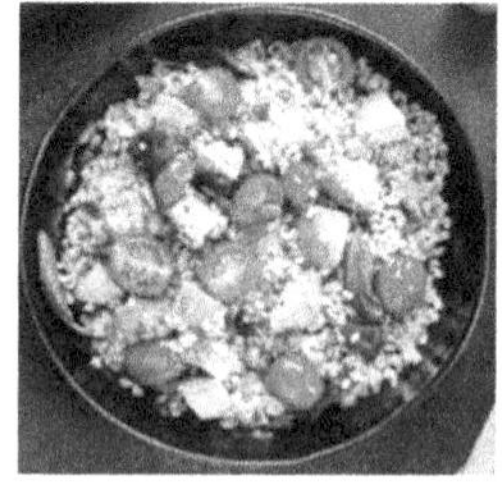

- Queso feta desmenuzado (opcional)
- Albahaca fresca, picada
- Aceite de oliva
- Jugo de limón
- Sal y pimienta al gusto

Instrucciones:

Hierve la quinoa en agua o caldo de verduras según las instrucciones del paquete. Deja enfriar.
En un tazón grande, mezcla la quinoa cocida, tomates cherry, aguacate, queso feta y albahaca.
Aliña con aceite de oliva, jugo de limón, sal y pimienta al gusto. Mezcla bien y sirve.

50. Ensalada de Garbanzos y Pepino:

Ingredientes:

- 1 lata (15 oz) de garbanzos, enjuagados y escurridos
- 1 pepino, cortado en cubos
- 1 tomate, picado
- 1/4 taza de cebolla roja, picada
- Queso feta desmenuzado (opcional)
- Aceitunas negras (opcional)
- Albahaca fresca, picada
- Aceite de oliva, jugo de limón, sal y pimienta al gusto

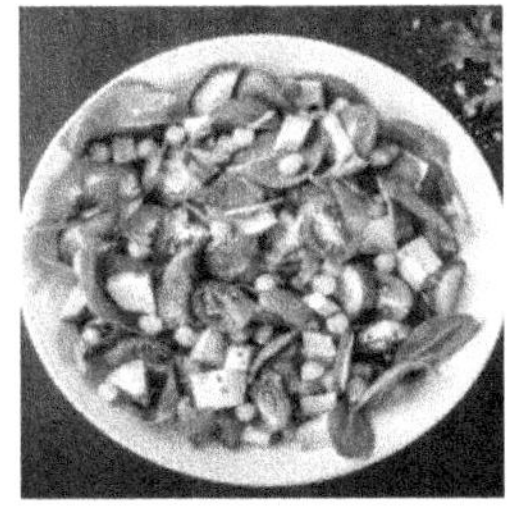

En un tazón grande, mezcla los garbanzos, pepino, tomate, cebolla, queso feta, aceitunas y albahaca.
Aliña con aceite de oliva, jugo de limón, sal y pimienta. Mezcla bien y sirve.

51. Ensalada de Garbanzos y Aguacate:

Ingredientes:

* 1 lata (15 oz) de garbanzos, enjuagados y escurridos
* 1 aguacate, en cubos
* 1 pepino, en rodajas
* 1 tomate, en cubos
* Cilantro fresco, picado
* Jugo de 1 limón
* Aceite de oliva, sal y pimienta al gusto

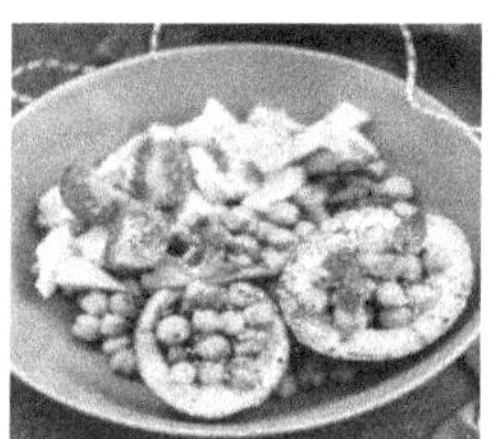

Instrucciones:

En un tazón grande, mezcla los garbanzos, aguacate, pepino, tomate y cilantro.
Aliña con jugo de limón, aceite de oliva, sal y pimienta al gusto. Mezcla bien y sirve.

52. Ensalada de Col Rizada con Granada y Nueces:

Ingredientes:

- Hojas de col rizada, picadas
- 1 granada, granos separados
- 1/4 taza de nueces, tostadas
- 1/4 taza de queso feta desmenuzado
- Aceite de oliva
- Jugo de limón
- Sal y pimienta al gusto

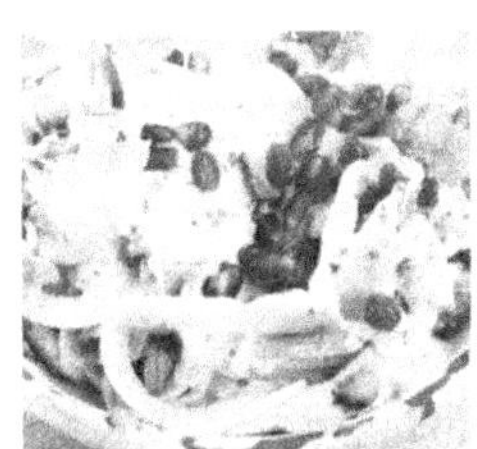

Instrucciones:

En un tazón grande, mezcla la col rizada, granada, nueces y queso feta.
Aliña con aceite de oliva, jugo de limón, sal y pimienta al gusto. Mezcla bien y
sirve.

53. Ensalada de Remolacha y Quinoa:

Ingredientes:

- 1 taza de quinoa (enjuagada)
- 2 tazas de agua o caldo de verduras
- 2 remolachas cocidas y en cubos
- Queso de cabra desmenuzado
- Nueces tostadas
- Hojas de espinaca fresca
- Aceite de oliva, vinagre balsámico, sal y
  pimienta al gusto

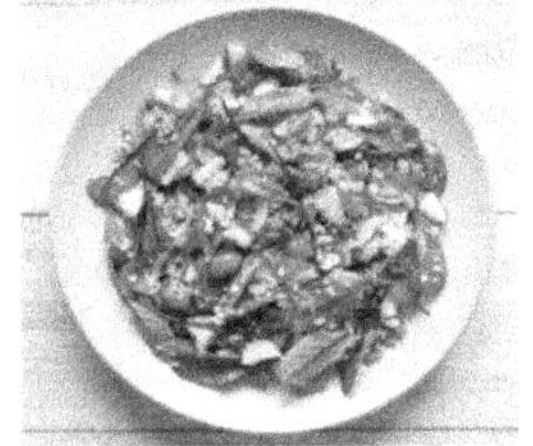

Instrucciones:

Hierve la quinoa en agua o caldo de verduras según las instrucciones del
paquete. Deja enfriar.
En un tazón grande, mezcla la quinoa cocida, remolachas, queso de cabra,
nueces y espinacas.
Aliña con aceite de oliva, vinagre balsámico, sal y pimienta. Mezcla bien y sirve.

54. Ensalada de Quinoa con Vegetales Asados:

Ingredientes:

- 1 taza de quinoa (enjuagada)
- 2 tazas de caldo de verduras
- Calabacines, berenjenas, pimientos
  y tomates cherry
- Aceite de oliva
- Albahaca fresca, picada
- Queso feta desmenuzado
  (opcional)
- Vinagre balsámico
- Sal y pimienta al gusto

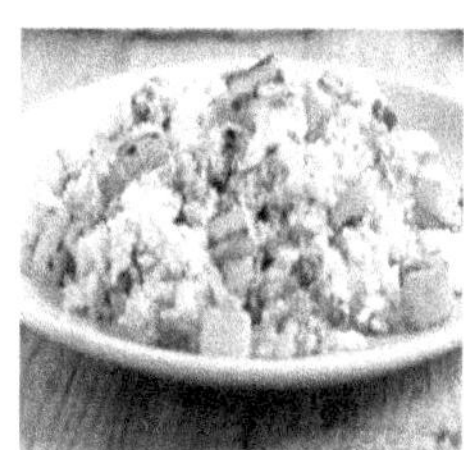

Instrucciones:

Hierve la quinoa en caldo de verduras según las instrucciones del paquete.
Asa los calabacines, berenjenas, pimientos y tomates cherry con un poco de
aceite de oliva en una bandeja para horno.
En un tazón grande, mezcla la quinoa cocida con los vegetales asados.
Añade albahaca fresca, queso feta si lo deseas, vinagre balsámico, sal y
pimienta. Mezcla bien y sirve.

55. Ensalada de Camarones y Aguacate:

Ingredientes:

- Camarones cocidos y pelados
- Aguacate en cubos
- Pepino en rodajas
- Tomate cherry cortado por la mitad
- Hojas de espinaca o lechuga
- Aceite de oliva
- Jugo de limón
- Sal y pimienta al gusto

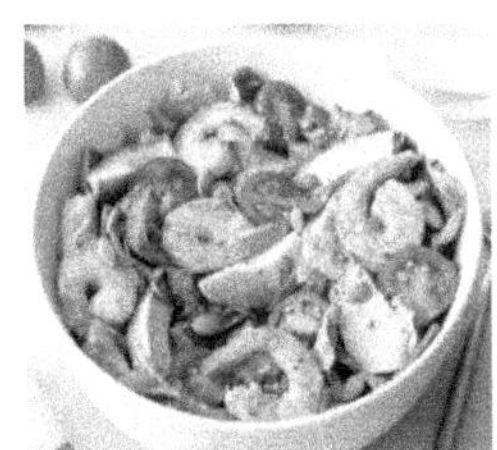

Instrucciones:

En un tazón grande, mezcla camarones, aguacate, pepino, tomate cherry y hojas de espinaca o lechuga.
Aliña con aceite de oliva, jugo de limón, sal y pimienta al gusto. Mezcla bien y sirve.

56. Ensalada de Pollo con Arándanos y Nueces:

Ingredientes:

- Pechugas de pollo cocidas y desmenuzadas
- Mezcla de lechugas
- Arándanos frescos
- Nueces picadas

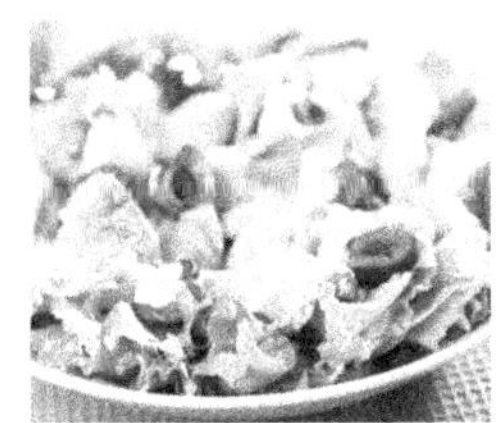

- Queso feta desmenuzado
  (opcional)
- Aderezo de mostaza y miel sin
  gluten

Instrucciones:

En un tazón, combina las pechugas de pollo, mezcla de lechugas, arándanos, nueces y queso feta.
Rocía con aderezo de mostaza y miel y mezcla bien antes de servir.

57. Ensalada de Quinoa con Tomates Asados:

Ingredientes:

- 1 taza de quinoa (enjuagada)
- 2 tazas de agua o caldo de verduras
- Tomates cherry
- 1 aguacate, en cubos
- Hojas de albahaca fresca
- Queso feta desmenuzado (opcional)
- Aceite de oliva, vinagre balsámico, sal
  y pimienta al gusto

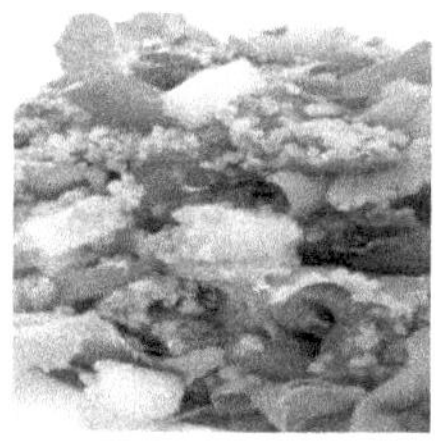

Instrucciones:

Hierve la quinoa en agua o caldo de verduras según las instrucciones del paquete. Deja enfriar.
Asa los tomates cherry en el horno hasta que estén dorados.

En un tazón grande, mezcla la quinoa cocida, tomates asados, aguacate, hojas de albahaca y queso feta.
Aliña con aceite de oliva, vinagre balsámico, sal y pimienta. Mezcla bien y sirve.

58. Ensalada de Garbanzos y Tomate:

Ingredientes:

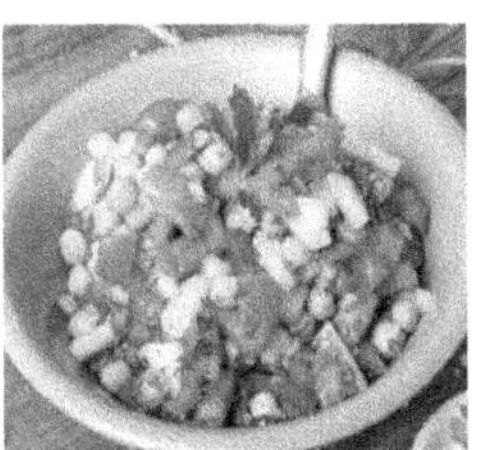

- 1 lata (15 oz) de garbanzos, enjuagados y escurridos
- Tomates cherry, cortados por la mitad
- Pepino, cortado en rodajas
- Aceitunas negras, cortadas
- Queso feta desmenuzado
- Albahaca fresca, picada
- Aceite de oliva
- Vinagre balsámico
- Sal y pimienta al gusto

Instrucciones:

En un tazón, combina los garbanzos, tomates cherry, pepino, aceitunas negras, queso feta y albahaca.
Aliña con aceite de oliva, vinagre balsámico, sal y pimienta al gusto. Mezcla bien y sirve.

59. Ensalada de Quinoa con Brócoli y Queso Feta:

Ingredientes:

- 1 taza de quinoa (enjuagada)
- 2 tazas de agua o caldo de verduras
- 1 taza de brócoli, en floretes
- 1/4 taza de cebolla roja, picada
- 1/2 taza de queso feta desmenuzado
- 1/4 taza de almendras fileteadas, tostadas
- Aceite de oliva, jugo de limón, sal y pimienta al gusto

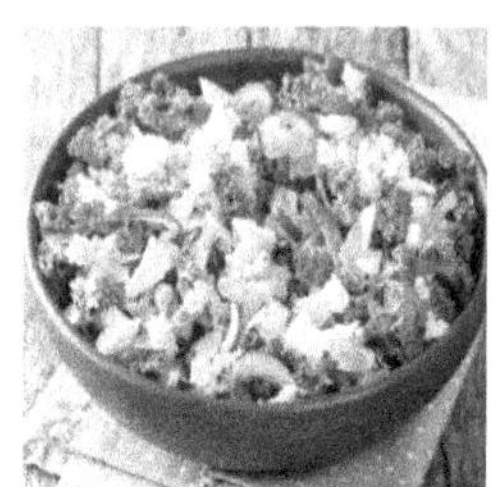

Instrucciones:

Hierve la quinoa en agua o caldo de verduras según las instrucciones del paquete. Agrega el brócoli en los últimos minutos de cocción.
En un tazón grande, mezcla la quinoa cocida, brócoli, cebolla roja, queso feta y almendras.
Aliña con aceite de oliva, jugo de limón, sal y pimienta. Mezcla bien y sirve.

60. Ensalada de Quinoa con Espárragos y Tomates Secos:

Ingredientes:

- 1 taza de quinoa (enjuagada)
- 2 tazas de agua o caldo de verduras
- 1 manojo de espárragos, cortados en trozos
- 1/2 taza de tomates secos, picados
- 1/4 taza de piñones tostados

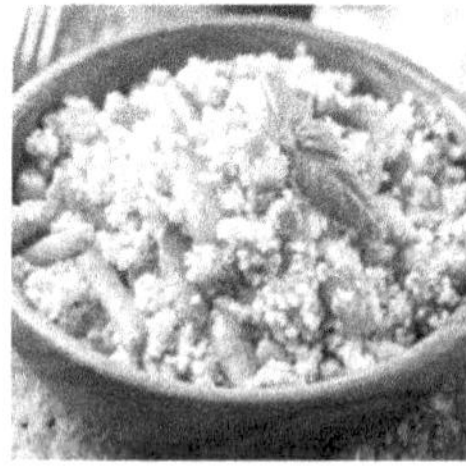

- Queso feta desmenuzado (opcional)
- Aceite de oliva, jugo de limón, sal y pimienta al gusto

Instrucciones:

Hierve la quinoa en agua o caldo de verduras según las instrucciones del paquete. Deja enfriar.
Cocina los espárragos al vapor hasta que estén tiernos.
En un tazón grande, mezcla la quinoa cocida, espárragos, tomates secos y piñones.
Aliña con aceite de oliva, jugo de limón, sal y pimienta al gusto. Agrega queso feta si lo deseas.

61. Ensalada de Quinoa con Fresas y Aguacate:

Ingredientes:

- 1 taza de quinoa (enjuagada)
- 2 tazas de agua
- 1 taza de fresas, cortadas en rodajas
- 1 aguacate, cortado en cubos
- 1/4 taza de menta fresca, picada
- Jugo de 1 limón
- Aceite de oliva, sal y pimienta al gusto

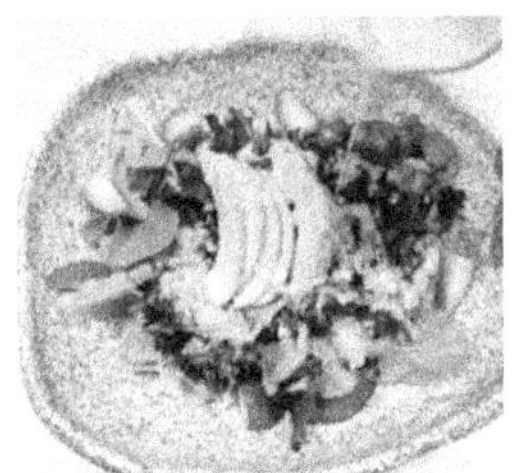

Instrucciones:

Cocina la quinoa en agua según las instrucciones del paquete.
En un tazón grande, mezcla la quinoa cocida, fresas, aguacate y menta.
Aliña con jugo de limón, aceite de oliva, sal y pimienta. Mezcla bien y sirve.

62. Ensalada de Patata con Alioli de Aguacate:

Ingredientes:

- Patatas cocidas y en cubos
- Aguacate maduro
- Jugo de 1 limón
- 2 cucharadas de aceite de oliva
- 1 diente de ajo, picado
- Perejil fresco, picado
- Sal y pimienta al gusto

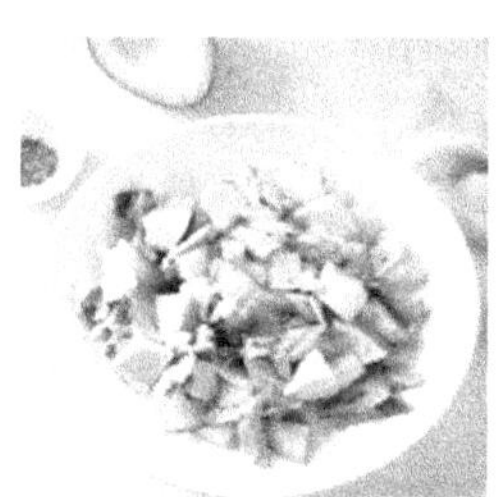

Instrucciones:

En un tazón grande, mezcla las patatas cocidas y en cubos.
En una licuadora, combina el aguacate, jugo de limón, aceite de oliva, ajo, perejil,
sal y pimienta hasta obtener un alioli cremoso.
Vierte el alioli sobre las patatas y mezcla bien. Refrigera antes de servir.

63. Ensalada de Garbanzos con Tomate y Pepino:

Ingredientes:

- 1 lata (15 oz) de garbanzos, enjuagados y escurridos
- 1 pepino, picado
- 1 tomate, picado
- 1/4 taza de cebolla roja, picada
- Aceitunas negras, cortadas en rodajas
- Queso feta desmenuzado
- Albahaca fresca, picada
- Aceite de oliva, vinagre balsámico, sal y pimienta al gusto

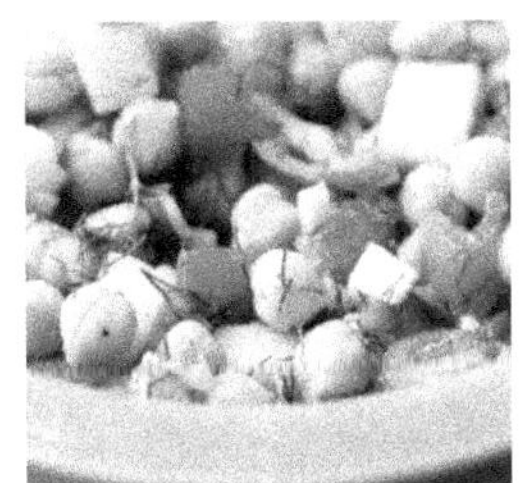

Instrucciones:

En un tazón grande, mezcla los garbanzos, pepino, tomate, cebolla, aceitunas, queso feta y albahaca.
Aliña con aceite de oliva, vinagre balsámico, sal y pimienta al gusto. Mezcla bien y sirve.

64. Ensalada de Pollo con Manzana y Nuez:

Ingredientes:

- Pechugas de pollo cocidas y cortadas en tiras
- Mezcla de lechugas
- 1 manzana, cortada en cubos
- 1/4 taza de nueces, tostadas
- Queso azul desmenuzado (opcional)

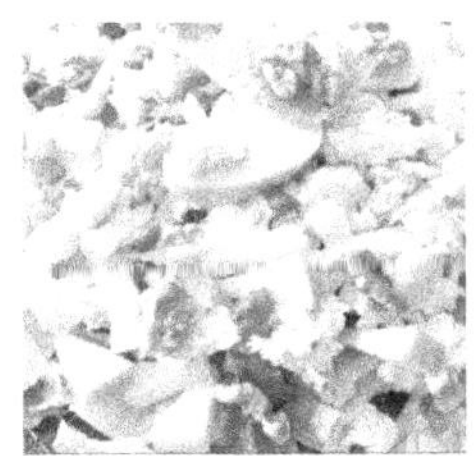

- Aderezo balsámico sin gluten
- Sal y pimienta al gusto

Instrucciones:

En un tazón grande, combina las tiras de pollo, mezcla de lechugas, manzana, nueces y queso azul si lo usas.
Aliña con aderezo balsámico y sazona con sal y pimienta. Mezcla bien y sirve.

Platos Fuertes.

65. Pollo a la Parrilla con Marinada de Mostaza y Miel:

Ingredientes:

- Pechugas de pollo sin hueso y sin piel
- 2 cucharadas de mostaza dijon sin gluten
- 2 cucharadas de miel
- 1 cucharada de aceite de oliva
- 1 diente de ajo, picado
- Sal y pimienta al gusto

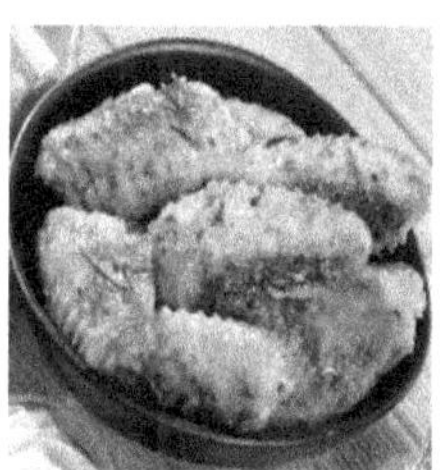

Instrucciones:

Mezcla la mostaza, miel, aceite de oliva, ajo, sal y pimienta en un tazón.
Unta la marinada sobre las pechugas de pollo y deja marinar en el refrigerador durante al menos 30 minutos.

Asa el pollo a la parrilla hasta que esté completamente cocido. Sirve caliente.

66. Tortitas de Coliflor:

Ingredientes:

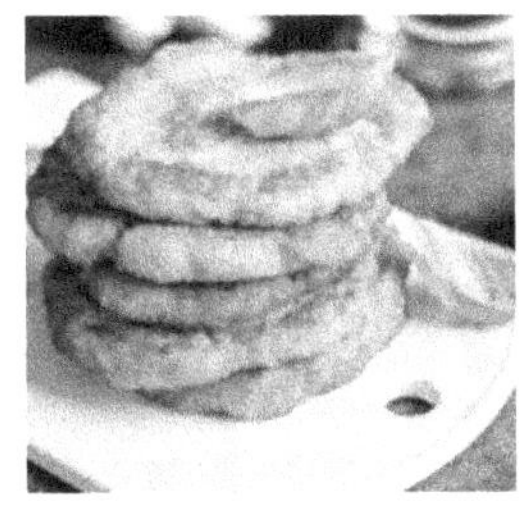

- 2 tazas de coliflor rallada
- 2 huevos
- 1/4 taza de queso rallado (opcional)
- 1 cucharadita de ajo en polvo
- 1 cucharadita de pimentón
- Sal y pimienta al gusto

Instrucciones:

Precalienta el horno a 200°C y forra una bandeja para hornear con papel pergamino.
En un tazón, mezcla la coliflor rallada, huevos, queso, ajo en polvo, pimentón, sal y pimienta.
Forma pequeñas tortitas y colócalas en la bandeja para hornear.
Hornea durante 15-20 minutos o hasta que estén doradas. Sirve caliente.

67. Pescado al Horno con Costra de Almendras:

Ingredientes:

- Filetes de pescado (merluza, tilapia, u otro pescado blanco)
- 1 taza de almendras trituradas

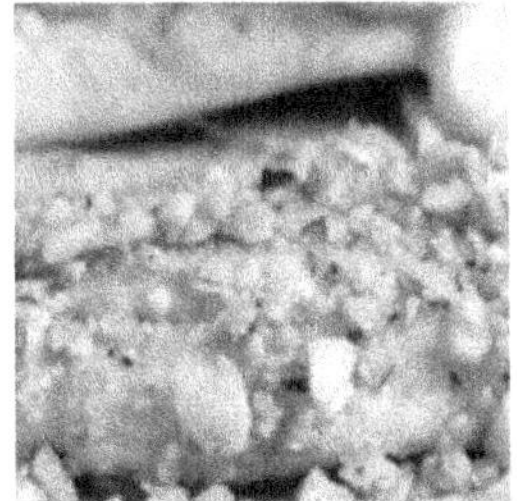

- 1/4 taza de perejil fresco, picado
- 2 cucharadas de mostaza dijon sin gluten
- Jugo de 1 limón
- Sal y pimienta al gusto
- Aceite de oliva

Instrucciones:

Precalienta el horno a 200°C y engrasa una bandeja para horno con aceite de oliva.
En un tazón, mezcla las almendras trituradas, perejil, mostaza, jugo de limón, sal y pimienta.
Cubre los filetes de pescado con la mezcla de almendras y colócalos en la bandeja para hornear.
Hornea durante 15-20 minutos o hasta que el pescado esté cocido. Sirve caliente.

68. Wraps de Lechuga con Pollo y Aguacate:

Ingredientes:

- Hojas grandes de lechuga (como hojas de lechuga mantecosa)
- Pechugas de pollo cocidas y desmenuzadas
- Aguacate en rodajas
- Tomate en rodajas
- Salsa de yogur sin gluten
- Sal y pimienta al gusto

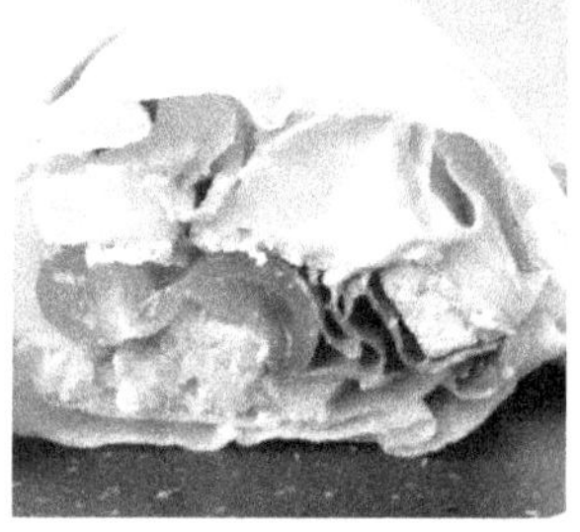

Instrucciones:

Coloca las hojas de lechuga en un plato.
Rellena cada hoja con pollo desmenuzado, aguacate y tomate.
Rocía con salsa de yogur y sazona con sal y pimienta. Envuelve y disfruta.

69. Tacos de Pescado con Salsa de Aguacate:

Ingredientes:

- Filetes de pescado (merluza, tilapia, u otro pescado blanco)
- 1 taza de repollo morado rallado
- 1 tomate, picado
- 1/4 taza de cilantro fresco, picado
- Tortillas de maíz sin gluten
- 1 aguacate
- Jugo de 1 limón
- Sal y pimienta al gusto

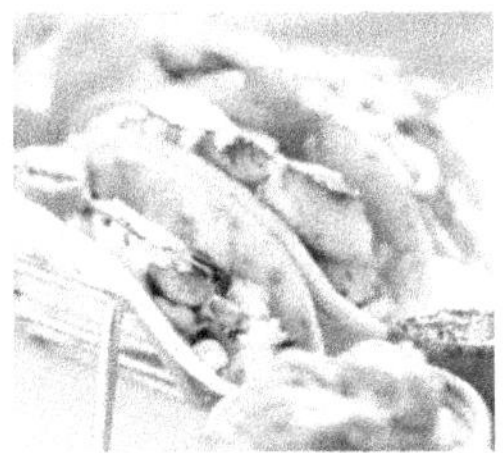

Instrucciones:

Cocina los filetes de pescado a la parrilla o al horno hasta que estén cocidos.
En un tazón, mezcla repollo morado, tomate y cilantro.
Prepara una salsa de aguacate mezclando aguacate, jugo de limón, sal y pimienta.
Rellena las tortillas con los filetes de pescado, la mezcla de repollo y la salsa de aguacate.

70. Pizza de Coliflor sin Gluten:

Ingredientes:

- 1 cabeza de coliflor, rallada
- 1 huevo
- 1 taza de queso rallado (mozzarella, parmesano, o una mezcla)
- 1 cucharadita de orégano seco
- 1 cucharadita de ajo en polvo
- Salsa de tomate sin gluten
- Toppings al gusto (tomate, champiñones, espinacas, etc.)
- Queso adicional para la cobertura

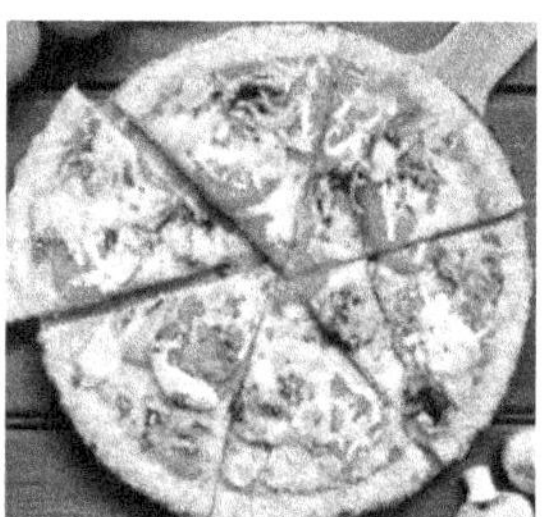

Instrucciones:

Precalienta el horno a 220°C y forra una bandeja para hornear con papel pergamino.
Ralla la coliflor y colócala en un paño limpio. Exprime el exceso de líquido.
En un tazón, mezcla la coliflor rallada, huevo, queso rallado, orégano y ajo en polvo.
Extiende la masa en la bandeja para hornear formando un círculo. Hornéala durante 15-20 minutos o hasta que esté dorada.
Retira del horno, agrega salsa de tomate, tus toppings favoritos y queso adicional. Hornea por unos minutos hasta que el queso se derrita.

71. Rollos de Verano sin Gluten:

Ingredientes:

- Hojas de arroz
- Langostinos cocidos y pelados
- Fideos de arroz cocidos
- Hojas de lechuga
- Zanahorias ralladas
- Pepino en tiras
- Menta fresca
- Salsa de cacahuate sin gluten para mojar

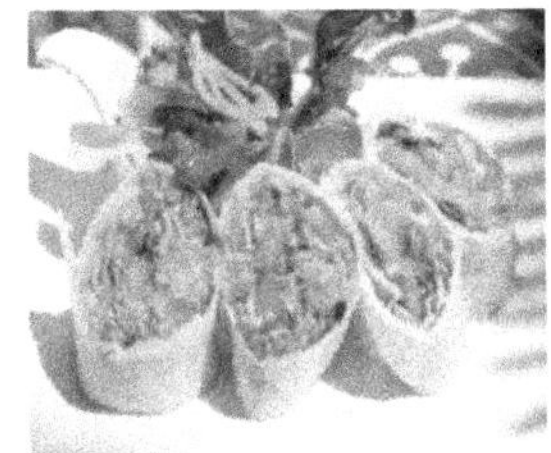

Instrucciones:

Sumerge las hojas de arroz en agua tibia hasta que estén suaves. Colócalas en una superficie plana.

En el centro de cada hoja, coloca langostinos, fideos de arroz, hojas de lechuga, zanahorias ralladas, pepino y menta.

Dobla los lados de la hoja hacia adentro y luego enróllala desde la parte inferior.

Sirve con salsa de cacahuate para mojar.

72. Pimientos Rellenos de Quinoa y Vegetales:

Ingredientes:

- Pimientos grandes, cortados por la mitad y sin semillas
- 1 taza de quinoa cocida
- 1 taza de tomates cherry, cortados por la mitad
- 1/2 taza de maíz

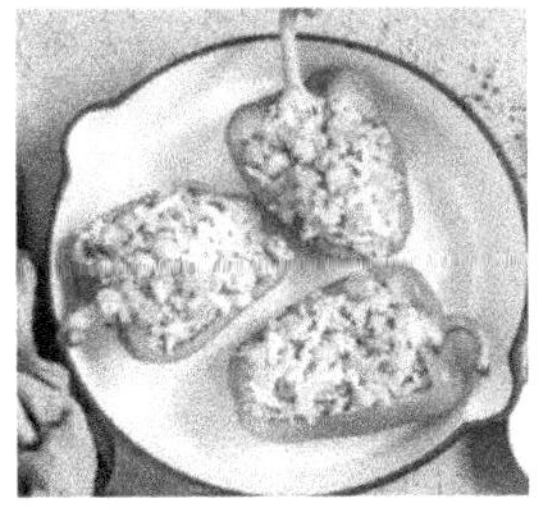

- 1/2 taza de espinacas frescas, picadas
- Queso rallado sin gluten (opcional)
- Sal y pimienta al gusto
- Aceite de oliva

Instrucciones:

Precalienta el horno a 180°C.
En un tazón, mezcla la quinoa cocida, tomates cherry, maíz y espinacas. Añade sal y pimienta al gusto.
Rellena los pimientos con la mezcla y colócalos en una bandeja para horno.
Espolvorea queso rallado por encima y rocía con un poco de aceite de oliva.
Hornea durante 25-30 minutos o hasta que los pimientos estén tiernos.

73. Pollo a la Mostaza y Miel al Horno:

Ingredientes:

- Pechugas de pollo
- 2 cucharadas de mostaza dijon sin gluten
- 2 cucharadas de miel
- 1 cucharada de aceite de oliva
- 1 diente de ajo, picado
- Sal y pimienta al gusto
- Romero fresco (opcional)

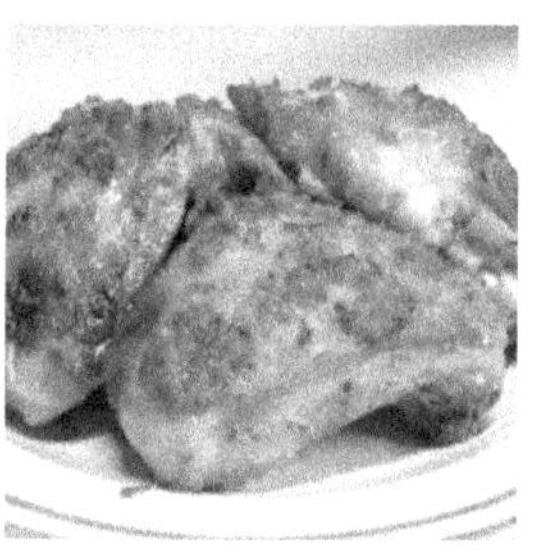

Instrucciones:

Precalienta el horno a 200°C.

En un tazón pequeño, mezcla la mostaza, miel, aceite de oliva, ajo, sal y pimienta.

Coloca las pechugas de pollo en una bandeja para horno y unta la mezcla de mostaza y miel por encima.

Hornea durante 25-30 minutos o hasta que el pollo esté cocido.

Decora con hojas de romero fresco si lo deseas.

74. Curry de Lentejas y Vegetales:

Ingredientes:

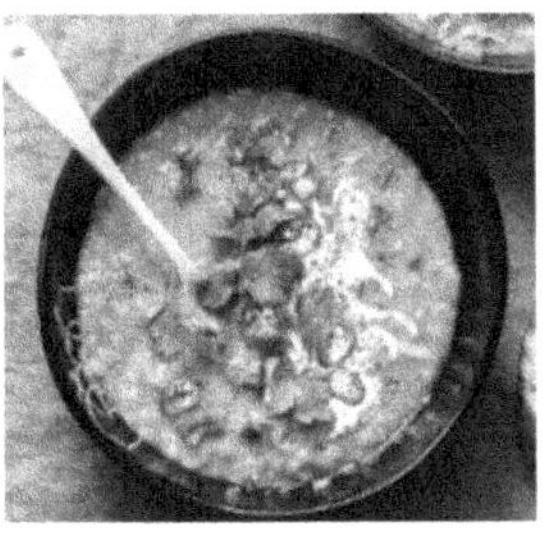

- 1 taza de lentejas secas (enjuagadas)
- 2 tazas de caldo de verduras
- 1 cucharada de aceite de coco
- 1 cebolla, picada
- 2 zanahorias, en rodajas
- 1 pimiento rojo, picado
- 1 lata (14 oz) de tomates triturados
- 1 lata (14 oz) de leche de coco
- 2 cucharadas de curry en polvo
- Sal y pimienta al gusto
- Cilantro fresco, picado (opcional)

Instrucciones:

En una olla, combina las lentejas con el caldo de verduras y cocina hasta que estén tiernas

En una sartén, calienta el aceite de coco y saltea la cebolla, zanahorias y pimiento rojo hasta que estén tiernos.

Agrega los tomates triturados, leche de coco, curry en polvo, sal y pimienta.
Cocina durante unos minutos.
Añade las lentejas cocidas a la mezcla de vegetales y cocina a fuego lento
durante 15-20 minutos.
Sirve caliente, espolvoreado con cilantro fresco si lo deseas.

75. Stir Fry de Tofu y Vegetales:

Ingredientes:

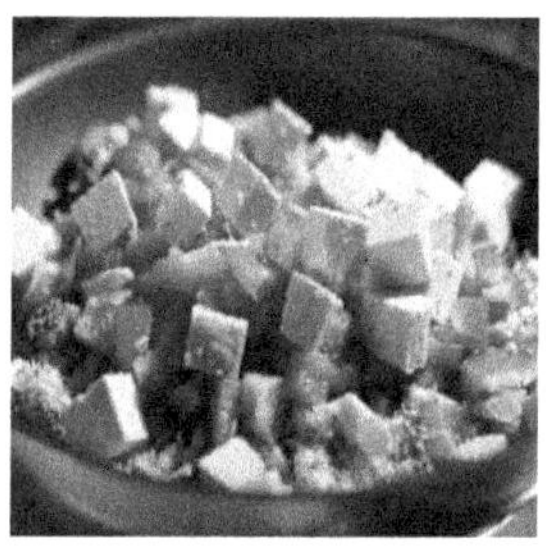

- 1 paquete de tofu firme, cortado en cubos
- 2 cucharadas de salsa de soja sin gluten
- 1 cucharada de aceite de sésamo
- 1 zanahoria, cortada en rodajas finas
- 1 pimiento, cortado en tiras
- 1 taza de brócoli, en floretes
- 2 cucharaditas de jengibre fresco, rallado
- 2 dientes de ajo, picados
- Arroz integral cocido

Instrucciones:

En un tazón, mezcla el tofu con la salsa de soja y aceite de sésamo. Deja
marinar durante 15-20 minutos.
Calienta una sartén a fuego medio-alto y saltea el tofu hasta que esté
dorado. Retira de la sartén.
En la misma sartén, saltea la zanahoria, pimiento, brócoli, jengibre y ajo hasta
que estén tiernos.
Agrega el tofu nuevamente a la sartén y cocina todo junto por unos minutos.
Sirve sobre arroz integral cocido.

76. Sushi de Quinoa sin Gluten:

Ingredientes:

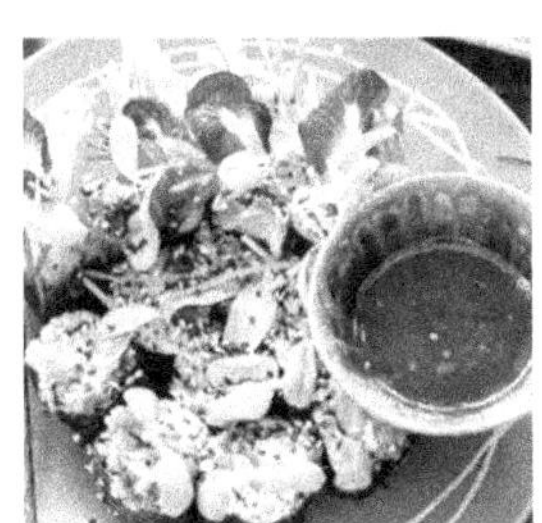

- 1 taza de quinoa (enjuagada)
- 2 tazas de agua
- 2 cucharadas de vinagre de arroz
- 1 cucharada de azúcar
- 1 cucharadita de sal
- Algas nori
- Palta, pepino, zanahoria y aguacate para rellenar
- Salsa de soja sin gluten y wasabi para acompañar

Instrucciones:

Cocina la quinoa en agua según las instrucciones del paquete.
En un tazón pequeño, mezcla el vinagre de arroz, azúcar y sal. Agrega esta mezcla a la quinoa cocida y deja enfriar.
Coloca una hoja de alga nori sobre una esterilla de sushi.
Humedece tus manos y extiende una capa delgada de quinoa sobre el alga nori.
Agrega tiras de palta, pepino, zanahoria y aguacate en el centro.
Enrolla el sushi utilizando la esterilla como guía. Corta en porciones y sirve con salsa de soja y wasabi.

77. Rollitos de Canela sin Gluten:

Ingredientes para la masa:

- 2 tazas de harina de almendra
- 1/4 taza de harina de coco
- 1/4 taza de aceite de coco derretido
- 1/4 taza de jarabe de arce
- 1 huevo
- 1 cucharadita de extracto de vainilla
- 1/2 cucharadita de bicarbonato de sodio

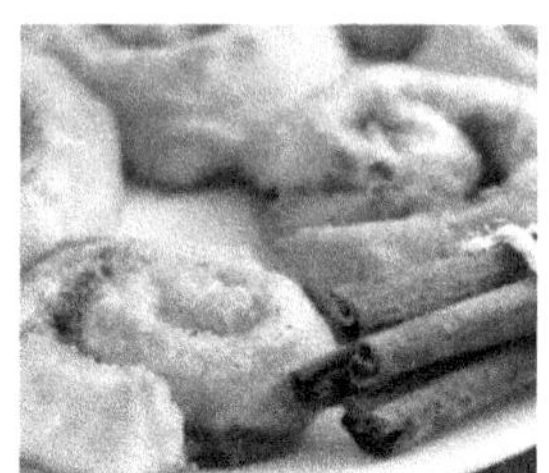

Ingredientes para el relleno:

- 1/4 taza de azúcar de coco o endulzante de tu elección
- 2 cucharaditas de canela en polvo
- 2 cucharadas de aceite de coco derretido

Instrucciones:

Precalienta el horno a 180°C y engrasa un molde para muffins.
En un tazón, mezcla harina de almendra, harina de coco, aceite de coco, jarabe de arce, huevo, extracto de vainilla y bicarbonato de sodio para hacer la masa.
Extiende la masa sobre una superficie enharinada y forma un rectángulo.
Mezcla azúcar de coco, canela y aceite de coco para el relleno y esparce sobre la masa.
Enrolla la masa en un tronco y corta en rodajas. Coloca las rodajas en el molde para muffins. Hornea durante 15-18 minutos o hasta que estén dorados.

78. Tacos de Pollo con Salsa de Mango:

Ingredientes para los tacos:

- Pechugas de pollo, cocidas y desmenuzadas
- Tortillas de maíz sin gluten
- Lechuga picada
- Tomate en cubos
- Cilantro fresco, picado
- Aguacate en rodajas

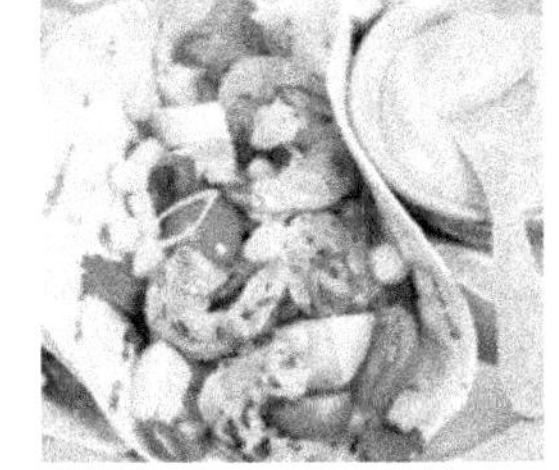

Ingredientes para la salsa de mango:

- 1 mango, pelado y picado
- 1 chile jalapeño, picado
- 1/4 taza de cebolla roja, picada
- Jugo de 1 limón
- Sal y pimienta al gusto

Instrucciones:

En un tazón, mezcla pechugas de pollo desmenuzadas, lechuga, tomate, cilantro y aguacate para los tacos.
En otro tazón, mezcla mango, jalapeño, cebolla roja, jugo de limón, sal y pimienta para la salsa.
Rellena las tortillas con la mezcla de pollo y agrega la salsa de mango por encima.

79. Risotto de Champiñones sin Gluten:

Ingredientes:

- 1 taza de arroz arborio
- 1/2 taza de vino blanco seco
- 4 tazas de caldo de champiñones (puedes usar caldo de verduras)
- 1 cucharada de aceite de oliva
- 1 cebolla, picada
- 2 tazas de champiñones, en rodajas
- 1/2 taza de queso parmesano rallado
- Sal y pimienta al gusto
- Perejil fresco, picado

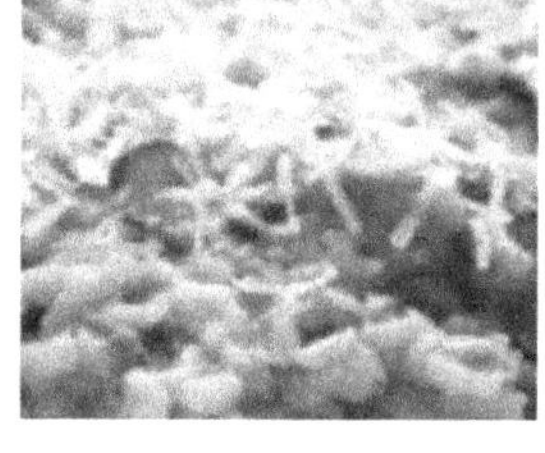

Instrucciones:

En una olla, calienta el caldo de champiñones y mantenlo caliente a fuego bajo.
En otra olla, saltea la cebolla en aceite de oliva hasta que esté transparente.
Añade el arroz y cocina hasta que esté ligeramente dorado.
Vierte el vino blanco y revuelve hasta que se evapore.
Agrega el caldo de champiñones una taza a la vez, revolviendo constantemente hasta que el arroz esté tierno.
Incorpora los champiñones, queso parmesano, sal y pimienta. Sirve caliente con perejil fresco por encima.

80. Tacos de Lechuga con Pollo y Salsa de Aguacate:

Ingredientes:

- Pechugas de pollo cocidas y desmenuzadas
- Hojas de lechuga
- Tomate, cebolla y cilantro, picados

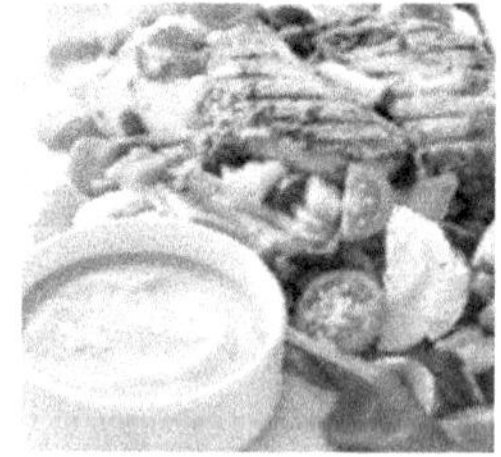

* Salsa de aguacate: aguacate, cilantro, ajo, jugo de limón, sal y pimienta

Instrucciones:

Rellena las hojas de lechuga con pollo desmenuzado, tomate, cebolla y cilantro.
Prepara la salsa de aguacate mezclando los ingredientes en una licuadora.
Sirve los tacos de lechuga con la salsa de aguacate por encima.

81. Pollo al Horno con Limón y Romero:

Ingredientes:

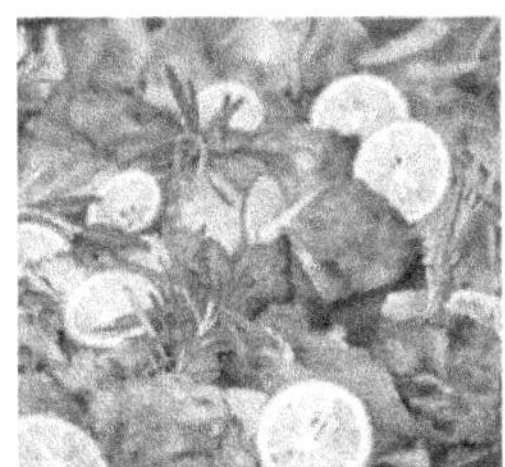

* Pechugas de pollo
* Rodajas de limón
* Ramitas de romero fresco
* Aceite de oliva
* Sal y pimienta al gusto

Instrucciones:

Precalienta el horno a 200°C.
Coloca las pechugas de pollo en una bandeja para horno. Rocía con aceite de oliva y sazona con sal y pimienta.
Coloca rodajas de limón y ramitas de romero sobre el pollo.
Hornea durante 25-30 minutos o hasta que el pollo esté cocido.

82. Pimientos Rellenos de Quinoa y Champiñones:

Ingredientes:

- Pimientos grandes, cortados por la mitad y sin semillas
- 1 taza de quinoa cocida
- Champiñones, picados
- Espinacas frescas, picadas
- Tomate, picado
- Queso rallado sin gluten (opcional)
- Sal y pimienta al gusto
- Aceite de oliva

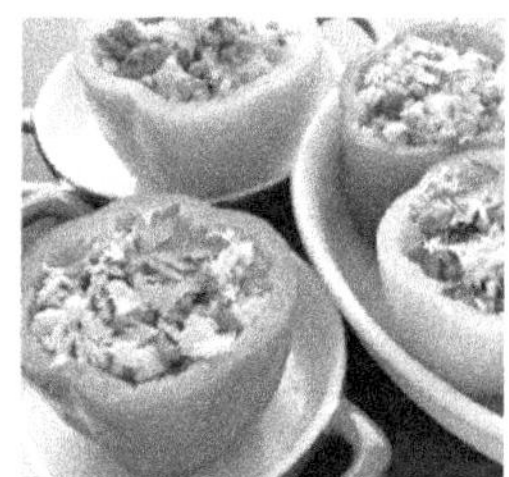

Instrucciones:

Precalienta el horno a 180°C.
En un tazón, mezcla la quinoa cocida, champiñones, espinacas, tomate, queso rallado si lo usas, sal y pimienta.
Rellena los pimientos con la mezcla y colócalos en una bandeja para horno.
Hornéalos durante 25-30 minutos o hasta que los pimientos estén tiernos.

83. Tostadas de Aguacate con Huevo:

Ingredientes:

- Pan sin gluten, tostado
- Aguacate, machacado
- Huevos pochados
- Pimentón rojo en escamas
- Sal y pimienta al gusto

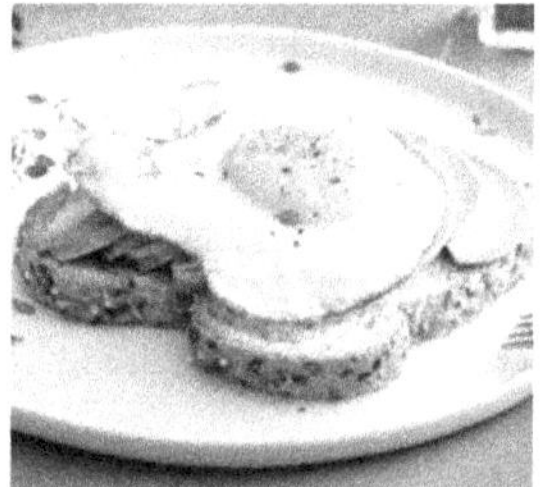

Tuesta el pan sin gluten.
Unta el aguacate machacado sobre las tostadas.
Coloca los huevos pochados sobre el aguacate.
Espolvorea pimentón rojo, sal y pimienta al gusto.

84. Pollo al Curry con Leche de Coco:

Ingredientes:

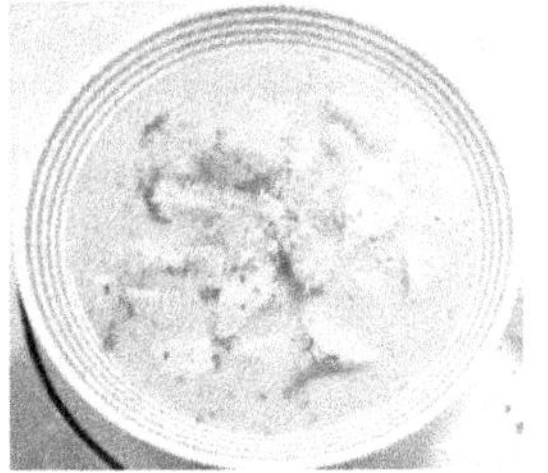

- Pechugas de pollo, cortadas en trozos
- 1 lata (14 oz) de leche de coco
- 2 cucharadas de pasta de curry sin gluten
- 1 cucharada de aceite de coco
- 1 cebolla, picada
- 2 zanahorias, en rodajas
- 1 pimiento rojo, cortado en tiras
- Sal y pimienta al gusto
- Cilantro fresco, picado (opcional)
- Arroz basmati cocido para acompañar

Instrucciones:

En una sartén grande, calienta el aceite de coco y cocina la cebolla hasta que esté transparente.
Agrega el pollo y dora por todos lados.

Incorpora la pasta de curry y mezcla bien.

Agrega la leche de coco, zanahorias y pimiento. Cocina a fuego lento hasta que el pollo esté cocido y las verduras estén tiernas.

Añade sal y pimienta al gusto. Sirve sobre arroz basmati y espolvorea con cilantro fresco si lo deseas.

85. Crepes de Harina de Coco:

Ingredientes:

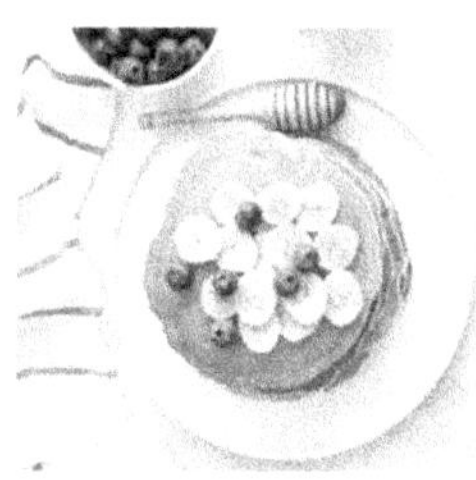

- 1 taza de harina de coco
- 4 huevos
- 1 taza de leche sin lactosa o leche de almendra
- 2 cucharadas de aceite de coco derretido
- Una pizca de sal
- Frutas frescas y miel para servir

Instrucciones:

En un tazón, mezcla la harina de coco, huevos, leche, aceite de coco derretido y sal hasta obtener una masa homogénea.

Calienta una sartén antiadherente a fuego medio y engrásala ligeramente con aceite de coco.

Vierte un poco de la masa en la sartén y extiéndela para formar un crepe delgado.

Cocina por ambos lados hasta que estén dorados.

Sirve los crepes con frutas frescas y miel.

86. Albóndigas de Pavo y Quinoa:

Ingredientes:

- 1 taza de quinoa (enjuagada)
- 2 tazas de caldo de pollo o verduras
- 1 libra de carne molida de pavo
- 1 huevo
- 1/4 taza de queso rallado sin gluten
- 1 cucharadita de ajo en polvo
- 1 cucharadita de pimentón
- Sal y pimienta al gusto
- Salsa de tomate sin gluten

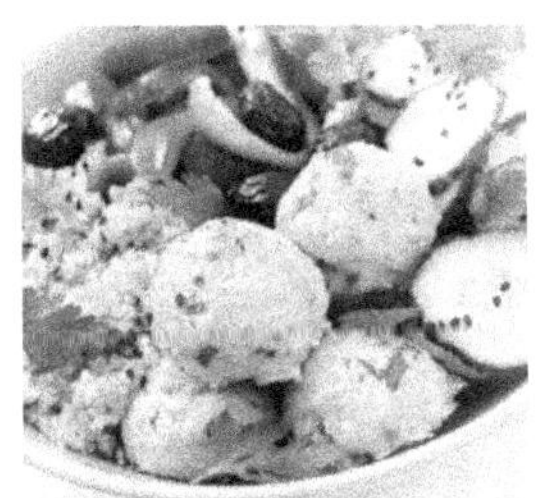

Instrucciones:

Hierve la quinoa en caldo de pollo o verduras según las instrucciones del paquete. Deja enfriar.
En un tazón grande, mezcla la quinoa cocida, carne molida de pavo, huevo, queso rallado, ajo en polvo, pimentón, sal y pimienta.
Forma albóndigas y colócalas en una bandeja para hornear.
Hornea las albóndigas a 180°C durante 20-25 minutos o hasta que estén cocidas.
Sirve las albóndigas con salsa de tomate sin gluten.

87. Tarta de Limón y Coco sin Gluten:

Ingredientes:

- 2 tazas de harina de almendra
- 1/2 taza de harina de coco
- 1/2 taza de azúcar de coco o endulzante de tu elección

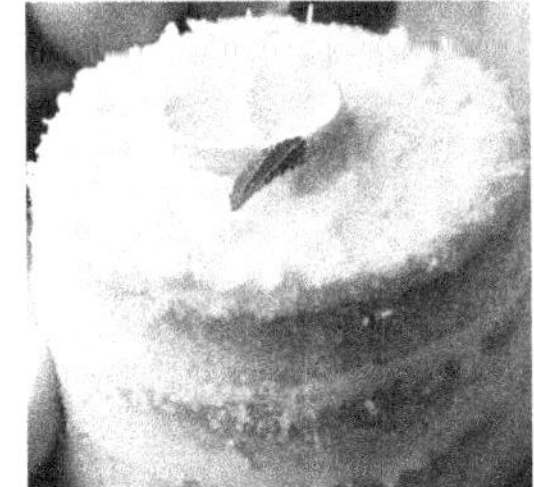

- 1/2 taza de aceite de coco derretido
- 3 huevos
- Jugo y ralladura de 2 limones
- 1 cucharadita de extracto de vainilla
- 1 cucharadita de polvo de hornear sin gluten
- Coco rallado para decorar

Instrucciones:

Precalienta el horno a 180°C y engrasa un molde para tarta.
En un tazón grande, mezcla la harina de almendra, harina de coco, azúcar de coco, aceite de coco, huevos, jugo y ralladura de limón, extracto de vainilla y polvo de hornear.
Vierte la masa en el molde para tarta y hornea durante 25-30 minutos o hasta que esté dorada.
Decora con coco rallado y deja enfriar antes de cortar.

88. Pimientos Rellenos de Arroz y Verduras:

Ingredientes:

- Pimientos grandes, cortados por la mitad y sin semillas
- 1 taza de arroz integral cocido
- 1/2 taza de maíz
- 1/2 taza de guisantes
- 1 zanahoria, rallada
- 1 cebolla, picada
- Salsa de tomate sin gluten

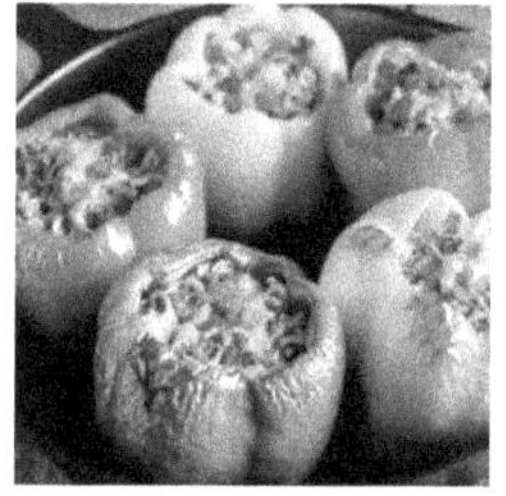

- Queso rallado sin gluten (opcional)
- Sal y pimienta al gusto

Instrucciones:

Precalienta el horno a 180°C.
Cocina el arroz integral según las instrucciones del paquete.
En una sartén, saltea la cebolla, zanahoria, maíz y guisantes hasta que estén tiernos.
Mezcla el arroz cocido con las verduras salteadas y agrega salsa de tomate al gusto. Añade sal y pimienta al gusto.
Rellena los pimientos con la mezcla y colócalos en una bandeja para horno.
Espolvorea queso rallado por encima y hornea durante 20-25 minutos.

89. Rollitos de Primavera con Salsa de Maní sin Gluten:

Ingredientes:

- Hojas de arroz
- Langostinos cocidos y pelados
- Fideos de arroz cocidos
- Hojas de lechuga
- Zanahorias ralladas
- Menta fresca
- Salsa de cacahuate sin gluten para mojar

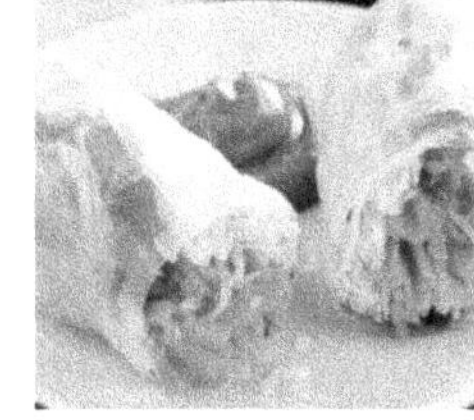

Instrucciones:

Sumerge las hojas de arroz en agua tibia hasta que estén suaves. Colócalas en una superficie plana.
En el centro de cada hoja, coloca langostinos, fideos de arroz, hojas de lechuga, zanahorias ralladas y menta.
Dobla los lados de la hoja hacia adentro y luego enróllala desde la parte inferior.
Sirve con salsa de cacahuate para mojar.

90. Tarta de Espinacas y Ricotta sin Gluten:

Ingredientes:

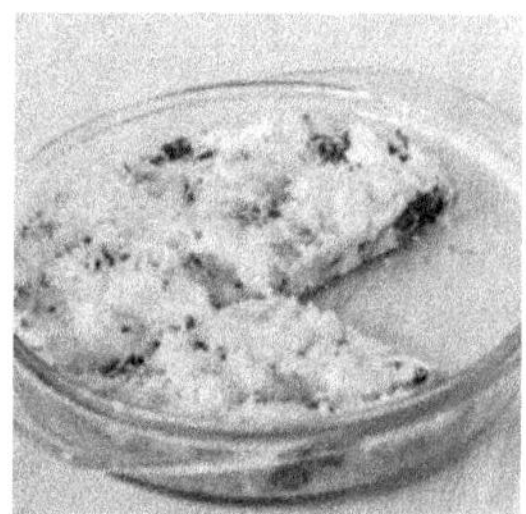

- 1 paquete de masa para tarta sin gluten
- 2 tazas de espinacas frescas
- 1 taza de ricotta
- 3 huevos
- 1/2 taza de queso rallado sin gluten (mozzarella, parmesano, etc.)
- Sal, pimienta y nuez moscada al gusto

Instrucciones:

Precalienta el horno a 180°C y coloca la masa para tarta en un molde para tarta.
En un tazón, mezcla las espinacas, ricotta, huevos, queso rallado, sal, pimienta y nuez moscada.
Vierte la mezcla sobre la masa y hornea durante 30-35 minutos o hasta que esté dorada.

91. Rollitos de Primavera de Arroz:

Ingredientes:

- Hojas de papel de arroz
- Fideos de arroz cocidos
- Lechuga romana, picada
- Langostinos cocidos y pelados
- Pepino en tiras
- Zanahoria rallada
- Hojas de menta fresca
- Salsa de cacahuate sin gluten para mojar

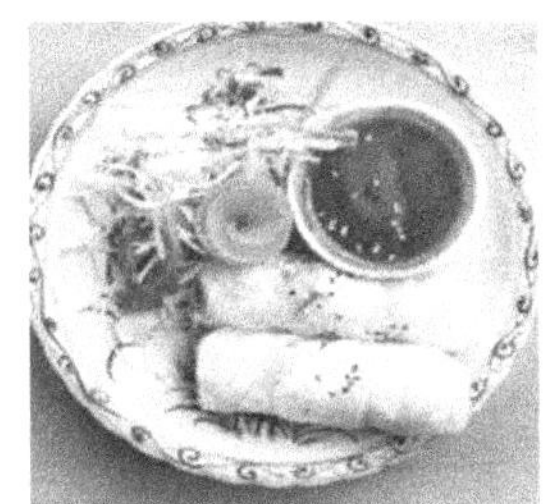

Instrucciones:

Sumerge las hojas de papel de arroz en agua tibia hasta que estén suaves.
Coloca en cada hoja fideos de arroz, lechuga, langostinos, pepino, zanahoria y hojas de menta.
Dobla los lados de la hoja hacia adentro y luego enróllala desde la parte inferior.
Sirve con salsa de cacahuate para mojar.

92. Frittata de Espárragos y Queso de Cabra:

Ingredientes:

- 6 huevos
- 1 manojo de espárragos, cortados en trozos
- 1 cebolla, picada

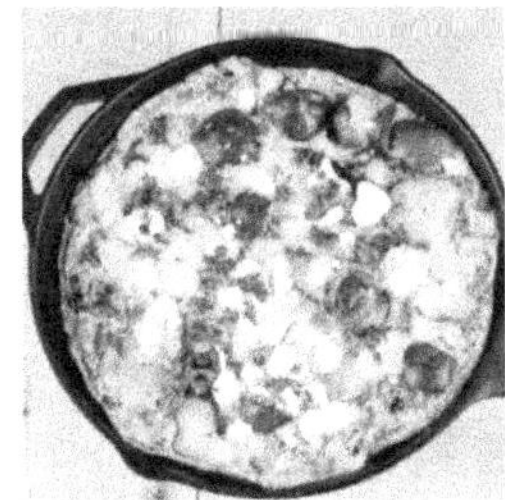

78

- Queso de cabra desmenuzado
- Aceite de oliva
- Sal y pimienta al gusto

Instrucciones:

Precalienta el horno a 180°C.
Saltea la cebolla y los espárragos en una sartén con aceite de oliva hasta que estén tiernos.
Batir los huevos y verter sobre los vegetales en la sartén.
Cocina a fuego medio hasta que los bordes comiencen a cuajar y luego transfiere la sartén al horno hasta que la frittata esté completamente cocida.
Espolvorea queso de cabra por encima antes de servir.

93. Tacos de Lechuga con Relleno de Pollo:

Ingredientes:

- Pechugas de pollo cocidas y desmenuzadas
- Hojas de lechuga grande
- Guacamole
- Salsa de tomate
- Cebolla morada, picada
- Cilantro fresco, picado
- Limón en rodajas

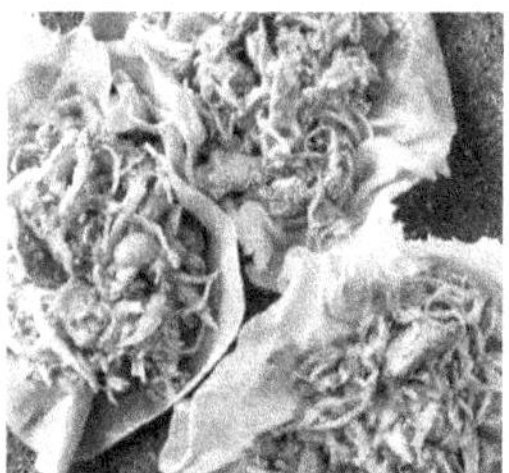

Instrucciones:

Coloca el pollo desmenuzado en las hojas de lechuga.

Agrega guacamole, salsa de tomate, cebolla morada y cilantro.
Exprime limón por encima y disfruta de unos tacos frescos y sin gluten.

94. Curry de Garbanzos y Espinacas:

Ingredientes:

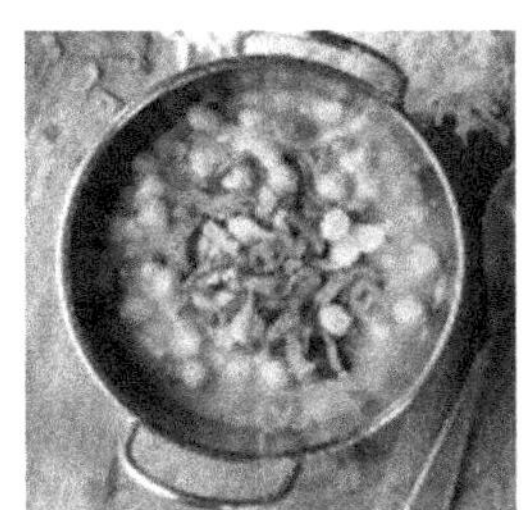

- 1 lata (15 oz) de garbanzos, enjuagados y escurridos
- 1 cebolla, picada
- 2 dientes de ajo, picados
- 1 lata (14 oz) de tomates triturados
- 2 tazas de espinacas frescas
- 1 lata (14 oz) de leche de coco
- 2 cucharadas de curry en polvo
- Sal y pimienta al gusto
- Arroz integral cocido para acompañar

Instrucciones:

En una sartén grande, saltea la cebolla y el ajo hasta que estén tiernos.
Agrega los garbanzos, tomates triturados, espinacas, leche de coco, curry en polvo, sal y pimienta. Cocina a fuego lento durante 15-20 minutos.
Sirve sobre arroz integral cocido.

95. Tostadas de Aguacate con Huevo Poche:

Ingredientes:

- Rebanadas de pan sin gluten, tostadas
- Aguacate maduro
- Huevos
- Sal y pimienta al gusto
- Perejil fresco, picado (opcional)

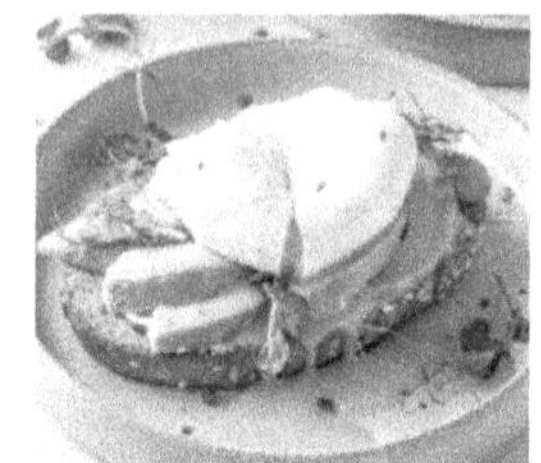

Instrucciones:

Tuesta las rebanadas de pan sin gluten.
Unta aguacate en las tostadas y aplasta con un tenedor.
Hierve agua en una cacerola y haz un remolino en el agua. Rompe el huevo en el remolino y cocina hasta que la clara esté firme.
Coloca el huevo poche sobre el aguacate, sazona con sal y pimienta al gusto.
Espolvorea perejil fresco por encima si lo deseas.

96. Alitas de Pollo Asadas con Sésamo:

Ingredientes:

- Alitas de pollo
- 2 cucharadas de salsa de tamari (sin gluten)
- 1 cucharada de aceite de sésamo
- 1 cucharada de miel
- 1 cucharadita de jengibre fresco, rallado
- Semillas de sésamo tostado

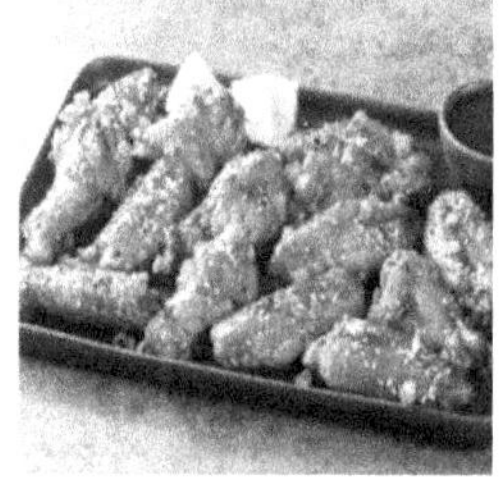

Instrucciones:

Mezcla la salsa de tamari, aceite de sésamo, miel y jengibre en un tazón.
Marina las alitas de pollo en la mezcla durante al menos 30 minutos.
Asa las alitas en el horno o a la parrilla hasta que estén doradas.
Espolvorea semillas de sésamo tostado antes de servir.

97. Pastel de Pollo y Verduras sin Gluten:

Ingredientes:

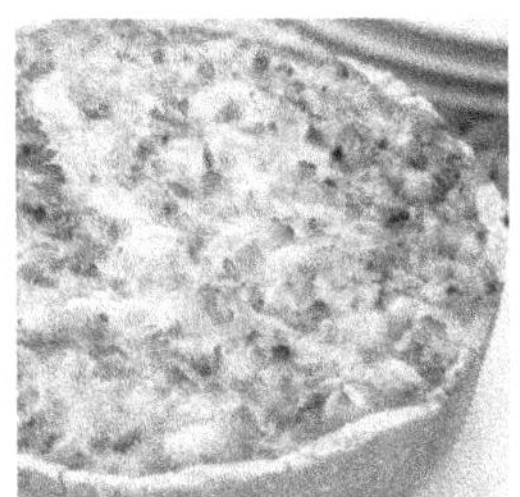

- Pechugas de pollo cocidas y desmenuzadas
- Brócoli cocido y picado
- Zanahorias cocidas y en rodajas
- 1 taza de queso rallado sin gluten
- 3 huevos
- 1/2 taza de leche sin lactosa o leche de almendra
- Sal y pimienta al gusto

Instrucciones:

Precalienta el horno a 180°C y engrasa un molde para pastel.
Coloca las pechugas de pollo desmenuzadas, brócoli, zanahorias y queso rallado en el molde.
En un tazón, bate los huevos, agrega la leche, sal y pimienta. Vierte esta mezcla sobre los ingredientes en el molde.
Hornéalo durante 25-30 minutos o hasta que esté dorado y firme.

98. Pimientos Rellenos de Camarones y Quinoa:

Ingredientes:

- Pimientos grandes, cortados por la mitad y sin semillas
- Camarones cocidos y picados
- Quinoa cocida
- Maíz
- Queso rallado sin gluten
- Salsa de tomate sin gluten
- Cilantro fresco, picado
- Sal y pimienta al gusto

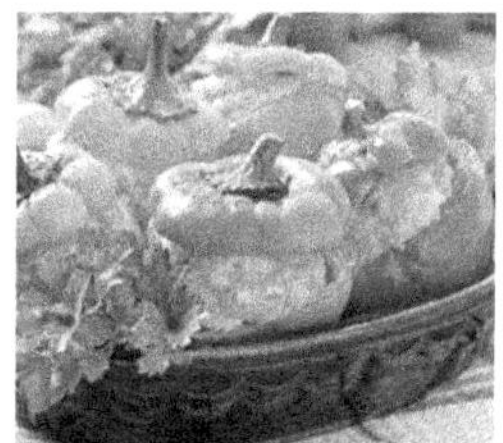

Instrucciones:

Precalienta el horno a 180°C.
Mezcla camarones, quinoa, maíz, queso rallado, salsa de tomate, cilantro, sal y pimienta en un tazón.
Rellena los pimientos con la mezcla y colócalos en una bandeja para horno.
Hornéalos durante 25-30 minutos o hasta que los pimientos estén tiernos.

99. Tofu a la Parrilla con Marinada de Limón y Hierbas:

Ingredientes:

- Tofu firme, cortado en filetes
- Zumo de 2 limones
- 2 cucharadas de aceite de oliva
- 1 cucharadita de orégano seco
- 1 cucharadita de albahaca seca
- 1 cucharadita de tomillo seco
- Sal y pimienta al gusto

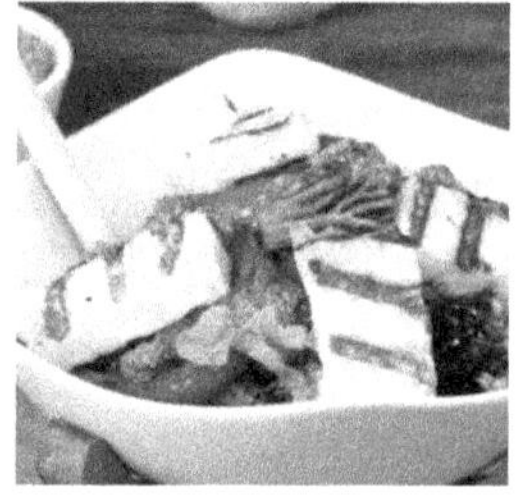

Instrucciones:

En un tazón, mezcla el zumo de limón, aceite de oliva, orégano, albahaca, tomillo, sal y pimienta.
Marina el tofu en la mezcla durante al menos 30 minutos.
Asa el tofu en una parrilla caliente hasta que esté dorado por ambos lados.

100. Albóndigas de Pavo y Calabacín:

Ingredientes:

- 500 g de carne molida de pavo
- 1 calabacín rallado
- 1 huevo
- 1/4 taza de queso parmesano rallado
- 1 cucharadita de ajo en polvo
- 1 cucharadita de orégano seco
- Sal y pimienta al gusto
- Salsa de tomate sin gluten

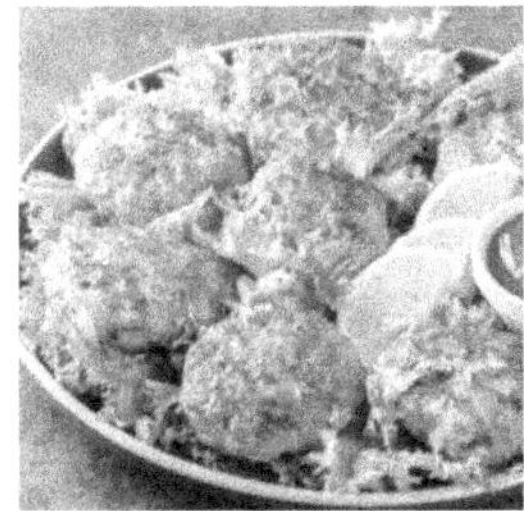

Instrucciones:

Precalienta el horno a 200°C.
En un tazón, mezcla la carne de pavo, calabacín, huevo, queso parmesano, ajo en polvo, orégano, sal y pimienta.
Forma albóndigas y colócalas en una bandeja para horno.
Hornea durante 20-25 minutos o hasta que estén cocidas.
Sirve con salsa de tomate sin gluten.

101. Pechugas de Pollo con Salsa de Mango:

Ingredientes:

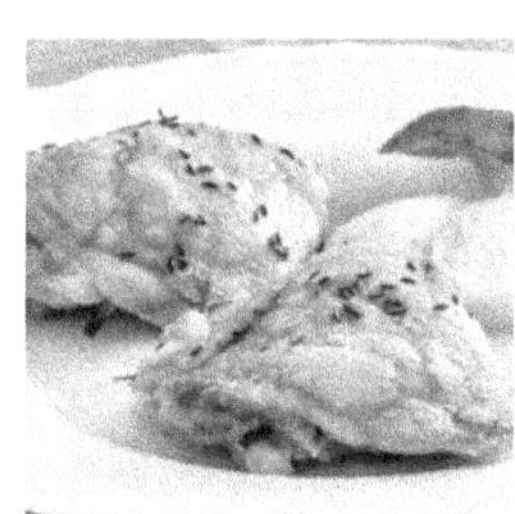

- Pechugas de pollo
- 1 mango maduro, pelado y en cubos
- 1/4 taza de cilantro fresco, picado
- 1/4 taza de cebolla roja, picada
- Jugo de 1 limón
- Sal y pimienta al gusto
- Aceite de oliva

Instrucciones:

Sazona las pechugas de pollo con sal y pimienta.
Cocina las pechugas en una sartén con aceite de oliva hasta que estén doradas y cocidas.
En un tazón, mezcla el mango, cilantro, cebolla roja, jugo de limón, sal y pimienta.
Sirve las pechugas de pollo con la salsa de mango por encima.

102. Espaguetis de Calabacín con Pesto de Albahaca:

Ingredientes:

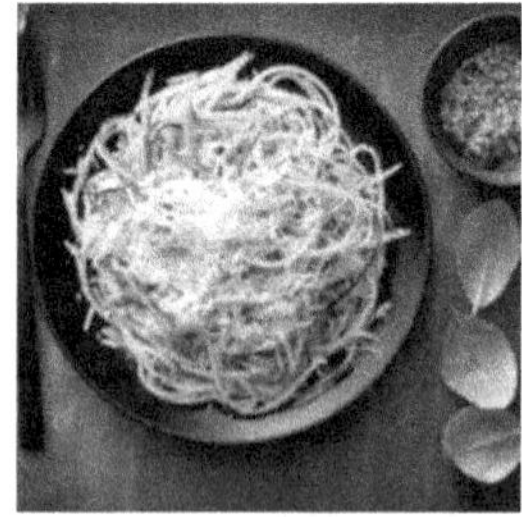

- Calabacines en espiral
- Tomates cherry, cortados por la mitad
- Queso parmesano rallado (opcional)

- Albahaca fresca
- Aceite de oliva
- Piñones
- Ajo
- Sal y pimienta al gusto

Instrucciones:

En una sartén, saltea los tomates cherry en aceite de oliva hasta que estén tiernos.
Agrega calabacines en espiral a la sartén y cocina hasta que estén al dente.
En un procesador de alimentos, mezcla albahaca, piñones, ajo, queso parmesano (si lo usas), aceite de oliva, sal y pimienta hasta obtener un pesto.
Mezcla los espaguetis de calabacín con el pesto y los tomates cherry.

103. Mini Quiches de Espinacas y Champiñones:

Ingredientes:

- 6 huevos
- 1 taza de espinacas frescas, picadas
- 1 taza de champiñones, cortados en rodajas
- 1/2 taza de queso rallado sin gluten
- 1/4 taza de leche sin lactosa o leche de almendra
- Sal y pimienta al gusto

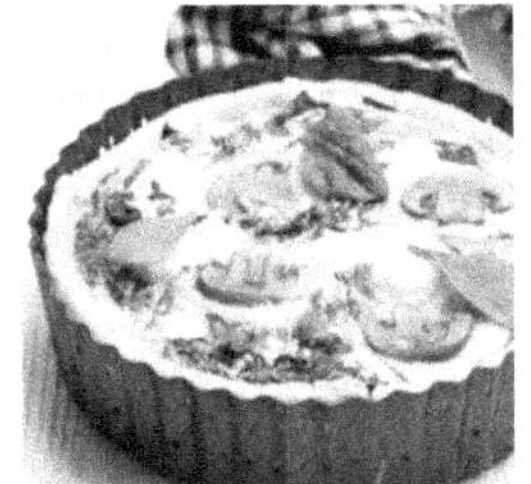

Instrucciones:

Precalienta el horno a 180°C y engrasa moldes para muffins.
En un tazón, bate los huevos y agrega espinacas, champiñones, queso, leche, sal y pimienta.
Vierte la mezcla en los moldes para muffins.
Hornea durante 20-25 minutos o hasta que estén dorados y cuajados.

104. Tazón de Burrito sin Gluten:

Ingredientes:

- Arroz integral cocido
- Frijoles negros, enjuagados y escurridos
- Maíz
- Pico de gallo (tomate, cebolla, cilantro, limón)
- Aguacate en rodajas
- Lechuga rallada
- Crema agria sin gluten
- Queso rallado sin gluten

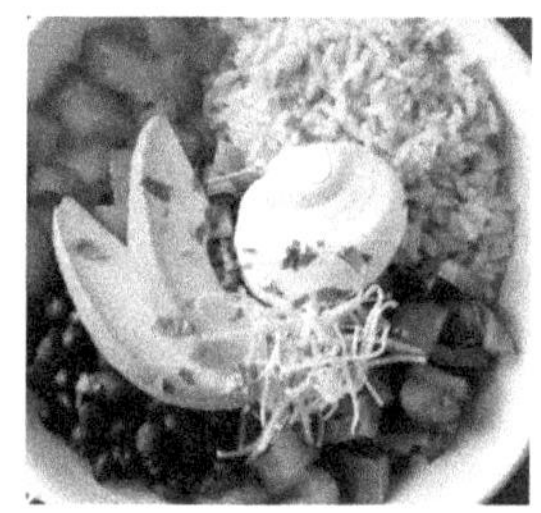

Instrucciones:

En un tazón, coloca capas de arroz, frijoles negros, maíz, pico de gallo, aguacate y lechuga.
Espolvorea queso rallado y agrega crema agria por encima.
Mezcla todo antes de disfrutar.

105. Frittata de Champiñones y Espinacas:

Ingredientes:

- 6 huevos
- 1 taza de champiñones, rebanados
- 2 tazas de espinacas frescas
- 1 cucharadita de aceite de oliva
- 1/4 taza de queso rallado sin gluten
- Sal y pimienta al gusto

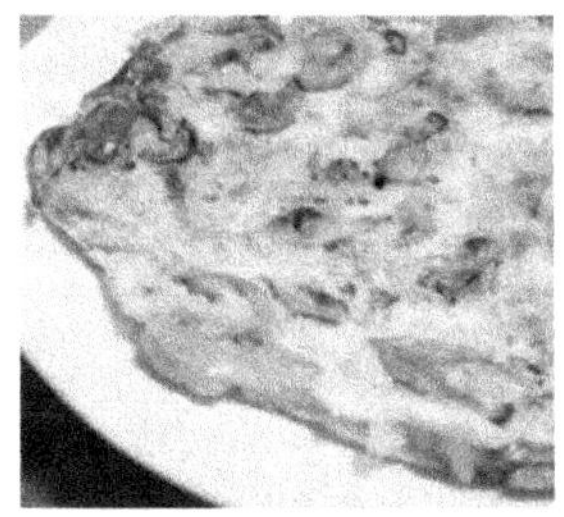

Instrucciones:

Precalienta el horno a 180°C.
En una sartén apta para horno, saltea los champiñones en aceite de oliva hasta que estén tiernos.
Agrega las espinacas y cocina hasta que se marchiten.
Batir los huevos en un tazón, agregar sal y pimienta al gusto, y verter sobre los champiñones y espinacas.
Espolvorea queso rallado por encima y hornea en el horno hasta que la frittata esté cocida y dorada.

106. Albóndigas de Pollo y Calabacín al Horno:

Ingredientes:

- Pechugas de pollo molidas
- Calabacines rallados y escurridos
- Cebolla, picada finamente
- Ajo, picado

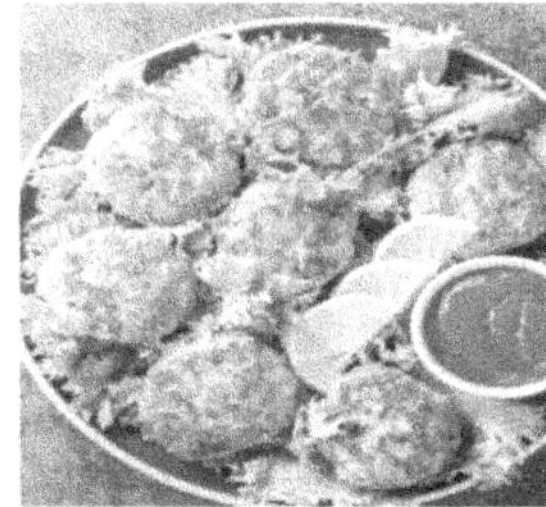

- Perejil fresco, picado
- Huevo
- Pan rallado sin gluten
- Sal y pimienta al gusto
- Salsa de tomate sin gluten

Instrucciones:

Precalienta el horno a 180°C.
En un tazón, mezcla las pechugas de pollo molidas, calabacines rallados, cebolla, ajo, perejil, huevo, pan rallado, sal y pimienta.
Forma albóndigas y colócalas en una bandeja para horno.
Hornea durante 25-30 minutos o hasta que estén bien cocidas.
Sirve las albóndigas con salsa de tomate.

107. Pescado a la Parrilla con Salsa de Mango:

Ingredientes:

- Filetes de pescado (salmón, tilapia, etc.)
- 1 mango maduro, pelado y picado
- 1/4 taza de cilantro fresco, picado
- Jugo de 1 limón
- 1 cucharada de aceite de oliva
  - Sal y pimienta al gusto

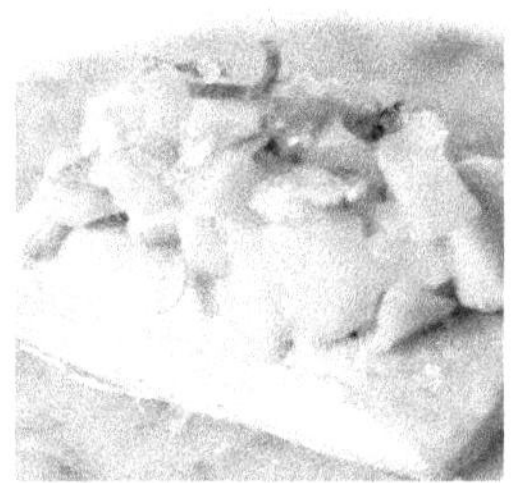

Instrucciones:

Precalienta la parrilla a fuego medio-alto.

En un tazón, mezcla el mango, cilantro, jugo de limón, aceite de oliva, sal y
pimienta para hacer la salsa.
Sazona los filetes de pescado con sal y pimienta y ásalos en la parrilla hasta que
estén cocidos.
Sirve el pescado con la salsa de mango por encima.

108. Curry de Pollo y Coco:

Ingredientes:

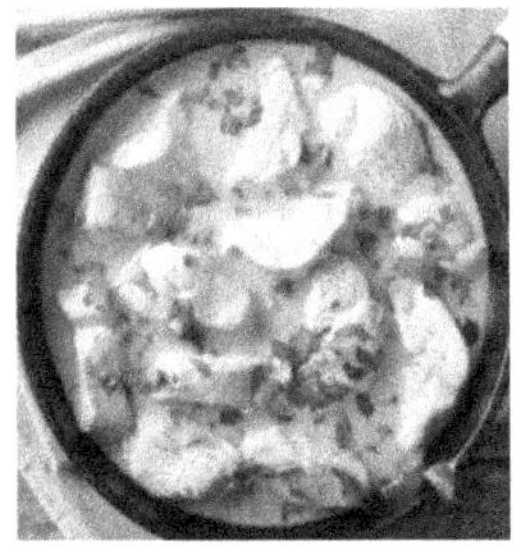

- Pechugas de pollo, cortadas en trozos
- 1 cucharada de aceite de coco
- 1 cebolla, picada
- 2 dientes de ajo, picados
- 1 cucharada de jengibre fresco, rallado
- 1 lata (14 oz) de leche de coco
- 2 cucharadas de pasta de curry sin gluten
- Zanahorias, guisantes y pimientos al gusto
- Sal y pimienta al gusto
- Arroz basmati cocido

Instrucciones:

En una sartén grande, dora el pollo en aceite de coco. Retira y reserva.
En la misma sartén, saltea la cebolla, ajo y jengibre hasta que estén tiernos.
Agrega la leche de coco y la pasta de curry. Cocina hasta que la mezcla espese.
Incorpora el pollo nuevamente a la sartén y agrega las verduras. Cocina hasta
que el pollo esté bien cocido y las verduras estén tiernas. Sirve sobre arroz
basmati cocido.

109. Barritas Energéticas de Frutas y Frutos Secos:

Ingredientes:

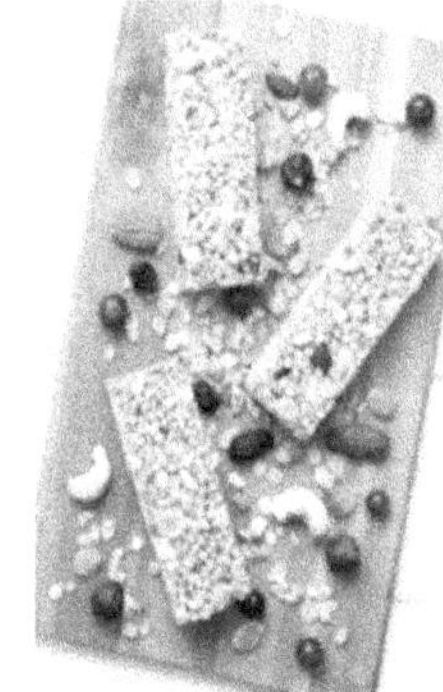

- 1 taza de dátiles, sin hueso
- 1 taza de nueces
- 1/2 taza de almendras
- 1/2 taza de avena sin gluten
- 1/4 taza de arándanos deshidratados
- 1/4 taza de chips de coco sin azúcar
- 1 cucharadita de extracto de vainilla
- Una pizca de sal

Instrucciones:

Coloca todos los ingredientes en un procesador de alimentos y mezcla hasta que la mezcla sea pegajosa.
Presiona la mezcla en un molde para barritas o en una bandeja y refrigérala durante al menos 1 hora.
Corta en barras y guarda en el refrigerador.

110. Tacos de Lechuga con Pollo y Salsa de Mango:

Ingredientes:

- Hojas de lechuga (como hojas de lechuga mantecosa)
- Pechugas de pollo cocidas y desmenuzadas
- Mango, cortado en cubos

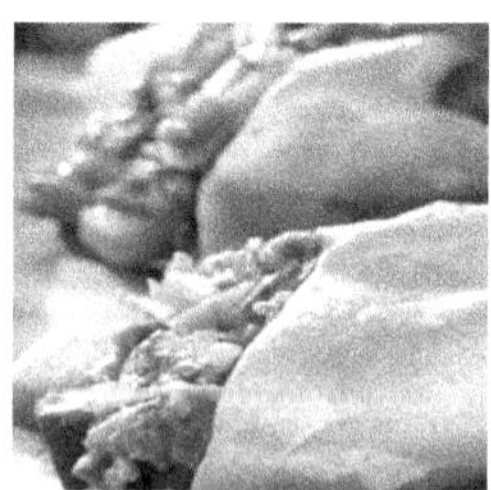

- Cebolla morada, picada
- Cilantro fresco, picado
- Salsa de yogur sin gluten
- Sal y pimienta al gusto

Instrucciones:

Coloca las hojas de lechuga en un plato.
Rellena cada hoja con pollo desmenuzado, mango, cebolla morada y cilantro.
Rocía con salsa de yogur y sazona con sal y pimienta. ¡Listo para disfrutar!

111. Tacos de Pollo con Salsa de Aguacate:

Ingredientes:

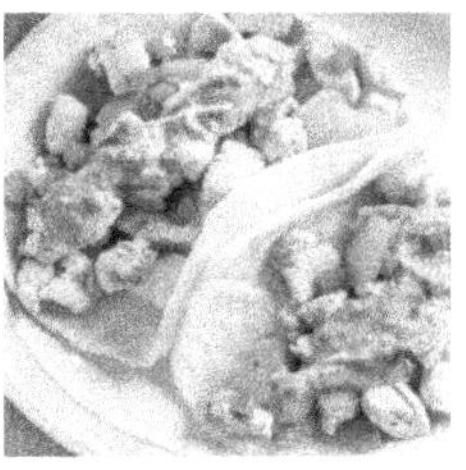

- Pechugas de pollo
- 1 cucharadita de comino
- 1 cucharadita de paprika
- 1 cucharadita de ajo en polvo
- 1 cucharadita de chile en polvo
- Tortillas de maíz sin gluten
- Lechuga rallada
- Salsa de aguacate (aguacate, cilantro, limón, sal)

Instrucciones:

Sazona las pechugas de pollo con comino, paprika, ajo en polvo y chile en polvo.
Cocina en una sartén hasta que estén bien cocidas.
Corta el pollo en tiras.

Calienta las tortillas y rellénalas con lechuga y tiras de pollo.

Prepara la salsa de aguacate mezclando aguacate, cilantro, limón y sal. Sirve sobre los tacos.

113. Pizza de Pollo y Pesto sin Gluten:

Ingredientes:

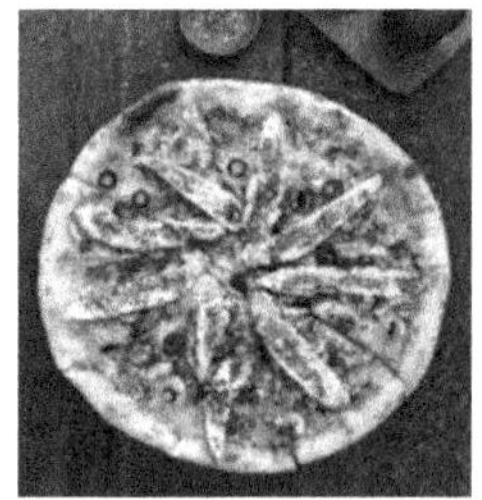

- Base de pizza sin gluten (puedes comprarla o hacerla con coliflor)
- Pesto sin gluten
- Pechugas de pollo cocidas y desmenuzadas
- Tomates cherry, cortados por la mitad
- Queso mozzarella rallado sin gluten
- Albahaca fresca para decorar

Instrucciones:

Precalienta el horno según las instrucciones de la base de pizza.

Extiende una capa de pesto sobre la base de pizza.

Distribuye el pollo desmenuzado, tomates cherry y queso mozzarella.

Hornea según las instrucciones de la base de pizza hasta que el queso se derrita y la masa esté dorada.

Decora con hojas de albahaca fresca antes de servir.

Hornea durante 50-60 minutos o hasta que un palillo salga limpio. Deja enfriar antes de cortar.

114. Rollitos de Primavera sin Gluten:

Ingredientes:

- Papeles de arroz
- Fideos de arroz cocidos
- Langostinos cocidos y pelados
- Hojas de lechuga
- Zanahorias ralladas
- Pepino, cortado en tiras
- Menta fresca y cilantro
- Salsa de maní sin gluten

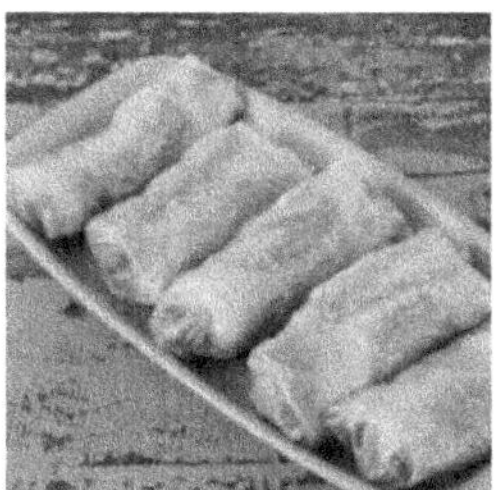

Instrucciones:

Sumerge los papeles de arroz en agua tibia hasta que estén maleables.
Coloca los fideos de arroz cocidos, langostinos, hojas de lechuga, zanahorias, pepino, menta y cilantro en el centro de cada papel.
Doble los lados del papel hacia adentro y enrolle como un burrito.
Sirve con salsa de maní para mojar.

115. Tacos de Lechuga con Rellenos de Pescado:

Ingredientes:

- Filetes de pescado (merluza, tilapia, u otro pescado blanco)
- Hojas de lechuga para envolver
- Repollo rallado
- Salsa de yogur sin gluten
- Tomate, aguacate y cilantro para la guarnición
- Limón, sal y pimienta al gusto

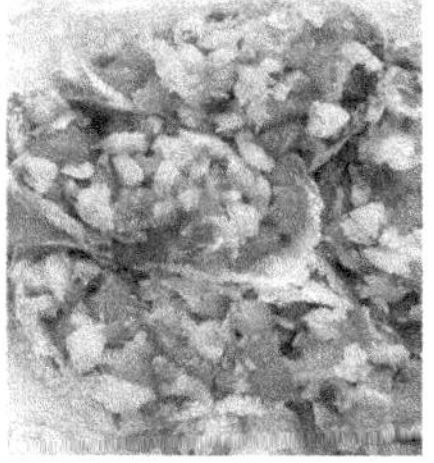

Instrucciones:

Cocina los filetes de pescado a la parrilla o al horno hasta que estén cocidos.
Coloca una porción de pescado en cada hoja de lechuga.
Añade repollo rallado, salsa de yogur, tomate, aguacate y cilantro.
Exprime limón y sazona con sal y pimienta. Enrolla y disfruta.

116. Pizza de Pollo a la Parrilla y Vegetales:

Ingredientes:

- Pechugas de pollo a la parrilla, desmenuzadas
- Base de pizza sin gluten (puede ser de coliflor, harina de almendra, etc.)
- Salsa de tomate sin gluten
- Queso rallado sin gluten
- Champiñones, pimientos y otros vegetales al gusto
- Orégano y albahaca secos

Instrucciones:

Precalienta el horno a la temperatura recomendada para la base de pizza.
Extiende la base de pizza en una bandeja para horno.
Unta salsa de tomate, agrega pollo desmenuzado, vegetales y queso rallado.
Espolvorea orégano y albahaca al gusto.
Hornea según las instrucciones de la base hasta que esté dorada.

117. Tacos de Pollo con Salsa de Mango:

Ingredientes:

- Pechugas de pollo sazonadas
- Tortillas de maíz sin gluten
- Repollo rallado
- Salsa de mango (mango, cilantro, cebolla, jugo de limón)
- Aguacate en rodajas
- Cilantro fresco

Instrucciones:

Cocina las pechugas de pollo y córtalas en tiras.
Calienta las tortillas y coloca las tiras de pollo en cada una.
Agrega repollo rallado, salsa de mango, aguacate y cilantro.
Dobla las tortillas y sirve.

118. Hamburguesas de Pavo y Espinacas:

Ingredientes:

- 500 g de carne molida de pavo
- 1 taza de espinacas frescas, picadas
- 1 huevo
- 1/4 taza de queso feta desmenuzado
- 1 cucharadita de ajo en polvo
- Sal y pimienta al gusto
- Pan sin gluten para hamburguesas
- Hojas de lechuga y tomate para acompañar

Instrucciones:

En un tazón, mezcla la carne molida de pavo, espinacas, huevo, queso feta, ajo en polvo, sal y pimienta.

Forma hamburguesas con la mezcla y cocina a la parrilla o en una sartén hasta que estén completamente cocidas.

Sirve las hamburguesas en pan sin gluten y acompaña con hojas de lechuga y rodajas de tomate.

119. Tacos de Lechuga con Pollo y Mango:

Ingredientes:

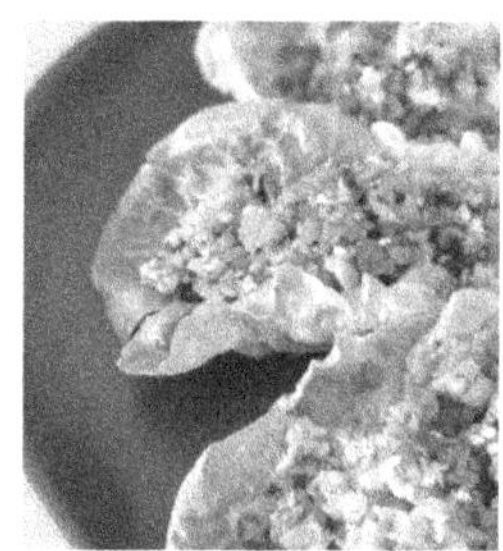

- Pechugas de pollo cocidas y desmenuzadas
- Hojas grandes de lechuga (como hojas de lechuga mantecosa)
- 1 mango, pelado y en cubos
- Cilantro fresco, picado
- Salsa de yogur sin gluten
- Sal y pimienta al gusto

Instrucciones:

Rellena cada hoja de lechuga con pollo desmenuzado, cubos de mango y cilantro fresco.

Rocía con salsa de yogur y sazona con sal y pimienta. ¡Disfruta de los tacos frescos!

120. Calabacines Rellenos de Quinoa y Champiñones:

Ingredientes:

- Calabacines
- 1 taza de quinoa cocida
- Champiñones, picados
- Cebolla, picada
- Ajo, picado
- Queso rallado sin gluten
- Perejil fresco, picado
- Aceite de oliva
- Sal y pimienta al gusto

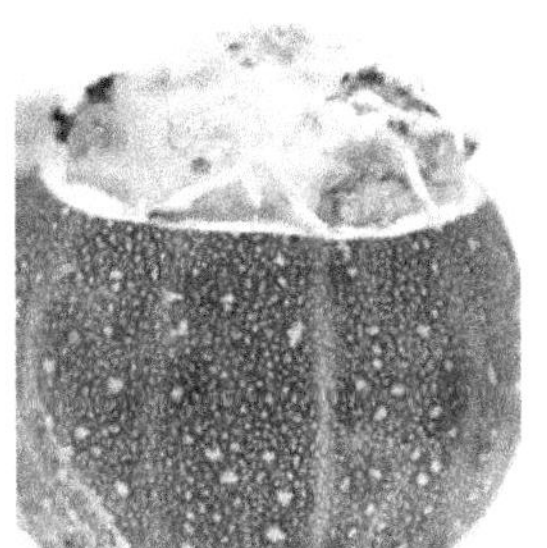

Instrucciones:

Precalienta el horno a 180°C.
Corta los calabacines por la mitad a lo largo y retira parte de la pulpa.
En una sartén, saltea la cebolla y el ajo en aceite de oliva. Luego, añade los champiñones hasta que estén tiernos.
Mezcla la quinoa cocida, la pulpa de calabacín, la mezcla de champiñones, queso rallado, perejil, sal y pimienta.
Rellena los calabacines con la mezcla y hornea durante 20-25 minutos.

121. Rollitos de Pollo con Espárragos y Queso:

Ingredientes:

- Pechugas de pollo finas
- Espárragos frescos, cocidos al vapor
- Queso suave sin gluten (mozzarella, queso crema)
- Sal y pimienta al gusto
- Aceite de oliva

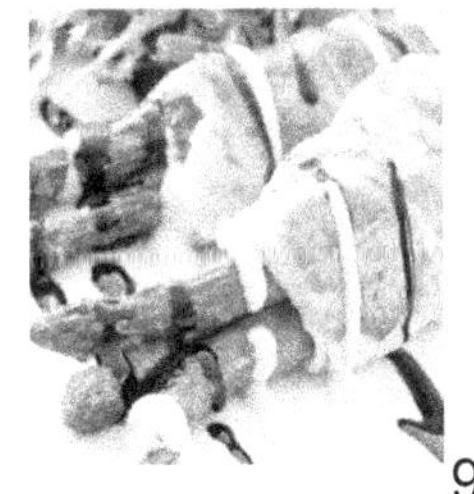

Precalienta el horno a 200°C.
Coloca una fila de espárragos y una capa de queso en cada pechuga de pollo.
Enrolla las pechugas y asegúralas con palillos. Colócalas en una bandeja para horno.
Rocía con aceite de oliva, sal y pimienta al gusto.
Hornea durante 25-30 minutos o hasta que el pollo esté completamente cocido.

122. Pizza de Pollo sin Gluten:

Ingredientes:

- Pechugas de pollo deshuesadas y sin piel
- Salsa de tomate sin gluten
- Queso rallado sin gluten
- Toppings al gusto (jamón, champiñones, pimientos, etc.)
- Orégano seco
- Aceitunas negras (opcional)

Instrucciones:

Precalienta el horno a 220°C.
Coloca las pechugas de pollo en una bandeja para horno.
Extiende una capa de salsa de tomate, queso rallado y tus toppings favoritos sobre cada pechuga.
Espolvorea con orégano seco y agrega aceitunas si lo deseas.
Hornea durante 20-25 minutos o hasta que el pollo esté completamente cocido y el queso se derrita.

123. Quiche de Espinacas y Champiñones sin Gluten:

Ingredientes:

- 1 corteza para tarta sin gluten
- 1 taza de espinacas frescas, picadas
- 1 taza de champiñones, rebanados
- 1 taza de queso rallado sin gluten
- 4 huevos
- 1 taza de leche sin lactosa o leche de almendra
- Sal, pimienta y nuez moscada al gusto

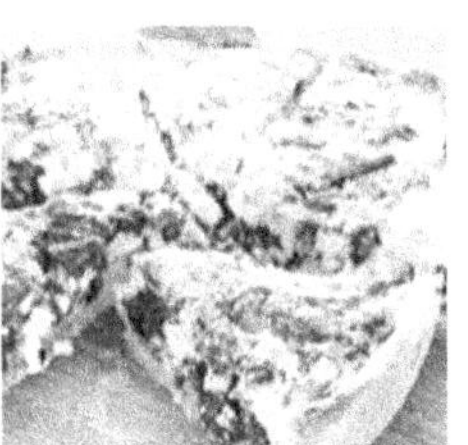

Instrucciones:

Precalienta el horno a 180°C y coloca la corteza para tarta en un molde.
Saltea las espinacas y champiñones en una sartén hasta que estén tiernos.
En un tazón, bate los huevos, agrega la leche, queso rallado, sal, pimienta y nuez moscada.
Coloca las espinacas y champiñones en la corteza para tarta y vierte la mezcla de huevo por encima.
Hornea durante 30-35 minutos o hasta que la quiche esté dorada y firme al tacto.

124. Pasta de Lentejas Rojas con Salsa de Tomate:

Ingredientes:

- 2 tazas de pasta de lentejas rojas (o pasta sin gluten de tu elección)
- 1 lata (14 oz) de tomates triturados

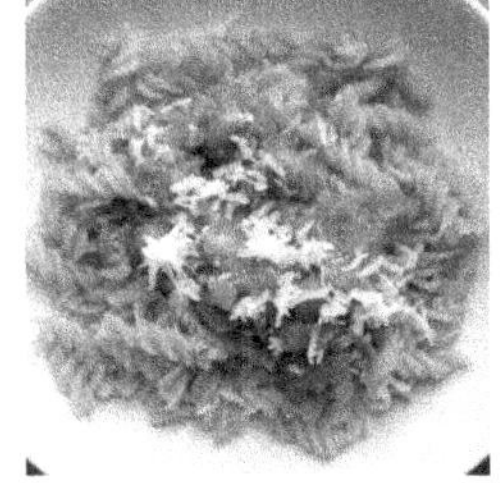

- 2 dientes de ajo, picados
- Albahaca fresca, picada
- Aceite de oliva
- Sal y pimienta al gusto
- Queso rallado sin gluten (opcional)

Instrucciones:

Cocina la pasta de lentejas rojas según las instrucciones del paquete.
En una sartén, saltea el ajo en aceite de oliva hasta que esté fragante. Agrega los tomates triturados y cocina a fuego lento.
Añade albahaca fresca, sal y pimienta a la salsa de tomate.
Mezcla la pasta cocida con la salsa y sirve. Agrega queso rallado si lo deseas.